谨以此书

献给热爱生命和热爱生活的人

生态能量养生
——从容养生法

曹洪乾 著

吉林科学技术出版社

图书在版编目（CIP）数据

生态能量养生——从容养生法／曹洪乾著 . — 长春：吉林科学技术出版社，2014. 12
　　ISBN 978-7-5384-8563-9

　　Ⅰ.①生… Ⅱ.①曹… Ⅲ.①养生（中医）- 基本知识Ⅳ.①R212

中国版本图书馆CIP数据核字（2014）第297074号

　　广告许可证号：2200004000048

生态能量养生——从容养生法

著	曹洪乾
出 版 人	李　梁
责任编辑	隋云平
封面设计	长春美印图文设计有限公司
制　　版	长春美印图文设计有限公司
开　　本	880mm×1230mm　1／32
字　　数	288千字
印　　张	9.375
印　　数	1-5000册
版　　次	2015年2月第1版
印　　次	2015年2月第1次印刷

出　　版	吉林科学技术出版社
发　　行	吉林科学技术出版社
地　　址	长春市人民大街4646号
邮　　编	130021
发行部电话／传真	0431-85677817　85635177　85651759
	85651628　85600311　85670016
储运部电话	0431-86059116
编辑部电话	0431-85659498
网　　址	www.jlstp.net
印　　刷	长春市华艺印刷有限公司

书　　号　ISBN 978-7-5384-8563-9
定　　价　55.00元
如有印装质量问题可寄出版社调换
版权所有　翻印必究　举报电话：0431-85635185

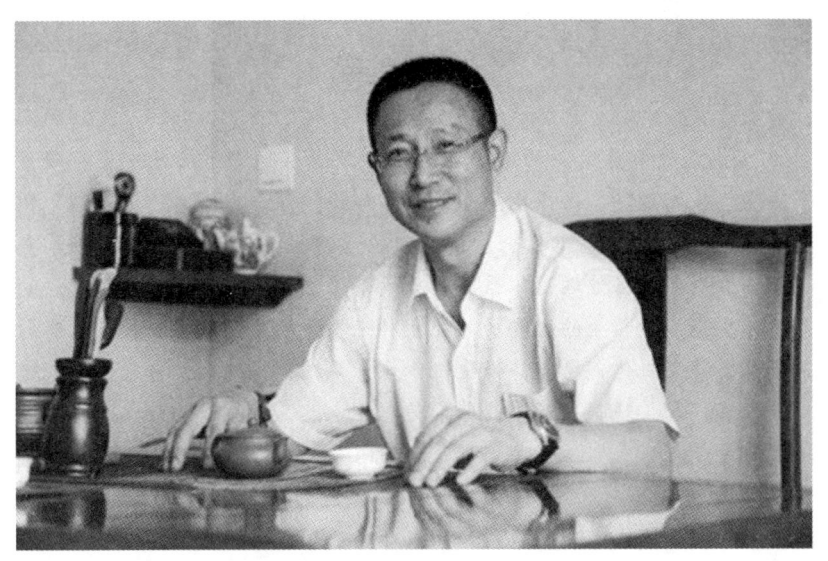

本书作者曹洪乾先生

作者简介

曹洪乾先生,字知非,号化育学童,笔名慕鹄。出身于中医世家,系山东化育堂第四代传人,致力于生态能量养生和圣贤文化的研究与推广。现任北京众邦宏业科技发展有限公司董事长、化育堂中医讲习所所长。经过十几年的刻苦钻研,曹洪乾先生在国内率先提出了生态能量养生理论,创立了一种最简单的健康方式——从容养生法,取得多项国家专利,被誉为"中国生态能量养生第一人"。主要著作有《生态能量养生——从容养生法》、《能量浅说》、《生态能量养生概论》、《科学养生观》、《圣贤文化概念浅释》、《弟子规心悟》、《心经心悟》等。

内容提要

生态能量养生又称为从容养生法,是本书作者曹洪乾先生运用量子医学、生物磁学、人体生态学等科学理论,结合中医学"治未病"的养生理念、中医学整体观念、中医经络学理论,经过十几年的科学实践,创立的养生保健理论体系,归属于量子医学物理疗法和自然疗法的范畴。生态能量养生的主要功效在于补充人体的生物磁场,补充人体的正能量,提高机体免功能,强化机体自愈系统,提高人体自愈力,促进血液循环,改善睡眠,解除疲劳,防患于未然,预防和治疗疾病,提高生命质量。

《生态能量养生——从容养生法》是对生态能量养生理论的总结,书中阐释了生态能量养生和从容养生法等养生保健理论。本书有以下几个部分:

上篇《生态能量养生》:主要内容是生态能量养生理论、生态养生理论的科学依据及应用实践。

中篇《量子医学概论》:主要内容是量子医学的形成、医学原理、量子医学的发展前景、中外量子科学家传略。

下篇《黄帝内经养生观》:主要内容是《黄帝内经》的养生理论和养生方法。

附篇介绍了几种养生功法。

自 序

亲爱的朋友，当您看到《生态能量养生——从容养生法》这本书的时候，我真诚地告诉您，是能量和信息把我们联系在一起，是吸引力法则把我们吸引在一起。此时此刻，我们的信息和能量发生了共振效应，这种正能量的效应，为您深入地了解生命的本能，洞悉古圣先贤养生玄机，更加珍惜和关爱自己的生命，打开了一个能量和智慧的窗口。

生命的本质是什么？笔者把生命的本质理解为生存和使命。

生存，是维持和延续生命。生命是宝贵的，生命又是十分短暂的，生命属于我们，只有一次。无论身在官场还是民间布衣，无论是昼耕夜息还是生儿育女；无论是寒窗苦读还是攻关创业，无论春花秋月还是夏雨冬雪；无论是沉浸梦乡还是煎熬病榻，无论是茶坊酒肆还是花前月下，时时刻刻都在燃烧一去不复返的岁月，完成生命的轨迹，消耗有限的生命，这就是生命的过程。每个人都有生存的权利，我们有责任和义务让自己更好地生存，让生命的每一天都是健康的，都是丰富多彩的。只有这样，才无愧于生命，无愧于生活。生存是生命的本能，人类应该积极地创造适合生命生存的环境，提高生存的质量。这不仅是政府和社会应该重视的问题，更是我们每个人不争的需求。

使命，是生命的价值的体现。寒窗苦读，成家立业，生儿育女，孝亲敬老，修身，齐家，治国，平天下，都是生命价值的体现。使命包括个人的使命，家庭的使命，社会的使命等诸多层面。我们的生命是父母孕育的，父母给予我们宝贵的生命，这是世界上最伟大的恩和爱。受人之恩，当涌泉相报，但无论如何，我们也不可能把生命回报给我们的父母，让父母长生不老，起死回生。父母健在时，我们能给予父母的只有孝亲敬老，父母离世后，我们能够给予父母的只有追念和祭扫。中国古圣先贤告诫我们："有子曰：其为人也孝弟，而好犯上者，鲜矣；不好犯上，而好作乱者，未之有也。君子务本，本立而道生。孝弟也者，其为仁之本欤！"（《论语·学而》）因此，孝敬父母是人类最重要的使命和义务。

使命是责任，是动力，是正能量。生命的价值取向在于奉献和索取，奉献和索取的比值越大，生命的价值越大，奉献与索取的比值越小，生命的价值越小。空谈只能误国，实干才能兴邦。如果每个国民都把自己的使命与民族的使命、国家的使命紧密联系在一起，就会产生强大的正能量，建设社会主义和谐社会就不会成为空谈，中华民族伟大复兴的中国梦就会成为现实。

党的十八大报告确立了我国新时期卫生工作的方针，即"预防为主，依靠科技进步，动员全社会参与，中西医协调发展，为人民健康服务"。强调"建设生态文明，是关系人民福祉、关乎民族未来的长远大计。"提出了"增强生态产品生产能力"的战略要求，这是时代赋予我们的使命。为了报效祖国和人们的培养之恩，我把研究和实践生态能量养生作为毕生的使命和事业，鞠躬尽瘁，用心创造，努力为人类的养生健康事业奉献自己的智慧和能量。

身体是革命的本钱。实现生命的价值，必须拥有健康的身体。一个被疾病困扰的人，本身的生活都不能自理，何谈齐家？更谈不上治国平天下。随着社会的发展，人们解决了温饱问题，逐步进入小康社会。社会发展速度越快，竞争越是激烈，生存压力越大。我们看到，现实生活中的人们，人生最美好的时段是婴幼儿时期，无忧无虑，在父母呵护和阳光雨露下茁壮成长。从小学生阶段开始，就进入了压力的漩涡中：考试，升学，就业，工作，购房，结婚，生子，看病，养老，压力无处不在。为了生存，人们都在拼命劳作，许多人置生命和健康于不顾，时刻在透支着健康，践踏着生命。亚健康、焦虑、失眠、神经衰弱、高血压、糖尿病、猝死，熟视无睹，疾病几乎充斥于每个家庭，基本上符合"按劳分配"的原则。代之而来的是五花八门的社会问题：住房难，看病难，上学难，就业难，养老难，世界简直成了多灾多难的世界。社会需要健康，家庭需要健康，人人都需要健康。我们应该有一个清醒的认识，小康社会不仅仅是高楼大厦、汽车洋房和富丽堂皇，"小康"二字的主语是"康"，是民众身体的健康，心灵的健康，社会的健康。笔者认为，健康必须从自己做起，从每一个家庭做起，养生必须从小节做起，从衣食住行做起。

自 序

量子医学是建立在量子技术、量子哲学的基础上的医学新学科。量子医学的本质是运用电磁场，及通过测定分析生物体所释放的电磁波振动频率大小，即微弱生物电磁场波动能量，对疾病进行诊断、预防和治疗的医学模式，量子医学亦称微观医学和波动医学。量子医学认为，生命是由物质、能量、信息三个部分构成的动态统一体；人体的生物磁场和生物电磁波是生命信息和能量的载体，疾病是人体内在信息和能量损伤的结果，任何疾病都是体内器官与组织形成的电磁场的失衡所引起；人体的能量、信息输送和传播，是以人体的经络系统为途径进行的。笔者以量子医学理论为基础，结合生物磁学、《黄帝内经》"上工治未病"的养生理论，经过十几年的探索与研究，在国内外首创生态能量养生理论，创立了一种最简单的健康方式——从容养生法，发明了生态能量养生床垫、生态能量养生枕、生态能量汽车座垫、生态能量办公座垫、生态能量水发生器、生态能量贴等产品，并成功地服务于社会和民众。

《生态能量养生——从容养生法》是我学习量子医学，研究生态能量养生的体会和总结。书中错谬之处，在所难免。其原因，一是因为我学识尚浅，条件所限，我学习量子医学涉之未深，可以说只知其皮毛，未探及精髓。在量子医学的学习和研究方面，我永远是一个小学生，我需要不断学习，努力提高；二是因为我研究生态能量养生，仍然处于初级阶段，形成完整的理论体系，尚待继续学习和钻研，不断完善。倘若能够得到读者和专家的指教，那便是我求之不得的幸事。我将虚心受教，增长我的学识，补充我的能量，这也是我把此书奉之于世的目的所在。

按照常规，书写就之后，本应请几位国内外量子科学方面的权威人士作序，因我秉性低调，无名之辈，不敢讨扰大家，茅庐之作，不愿沾染流俗。敬请关心我和关注《生态能量养生——从容养生法》的前辈和师长谅解。

我感恩我的父母，是他们给了我生命，哺育我成长。

我感恩北京，是北京包容了我，也让我学会包容。

我感恩中外所有的量子科学家，是他们创立了量子科学和量子医学，为生命科学倾注了无限的生机和能量。科学家们的伟大创举，启迪我学习、探索量子科学，让我萌生了运用量子医学服务于人类健康的善念，激发了研发生态能量养生产品的行动，取得了一定的成效，得到了受众的认可。

我感恩我所拜读的参考文献的作者，让我收获了知识，汲取了能量。

我感恩百度百科和维基百科，为我提供了许多的参考资料，增长了我的学识。

我感恩我的朋友们，他们给了我支持和关心，让我百折不挠。

我感恩使用生态能量养生产品的客户们，是他们让我坚定信心，持之以恒。

我感恩吉林科学技术出版社，给我莫大的支持和帮助，让《生态能量养生——从容养生法》与读者见面。

圣贤之道，唯诚与明。诚者，诚心，正心，亲善，仁爱，大成；明者，明天理，知进退，大智慧，无私无畏。大成乃至圣，明德方为贤。"尽其心者，知其性也；知其性，则知天矣"（《孟子·尽心》）"唯天下至诚，为能尽其性。能尽其性则能尽人之性；能尽人之性，则能尽物之性；能尽物之性，则可以赞天地之化育；可以赞天地之化育，则可以与天地参矣"（《中庸》）。多年以来，我潜心修习圣贤文化，把生态能量养生事业当做自己的使命。如果我的诚信和我的努力，能够为人类带来一分健康，为和谐社会做一分贡献，我的人生才是无愧的。

洪 乾
2014年仲秋写于北京

目 录

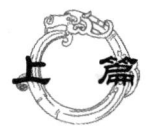

上篇 生态能量养生

第一章 生态能量养生概论 ………………………………… 2
  第一节 生态的涵义 ………………………………………… 2
  第二节 生命的涵义 ………………………………………… 4
  第三节 生命信息能量的作用 ……………………………… 9

第二章 生态能量场技术 …………………………………… 11
  第一节 生态能量场的涵义 ………………………………… 11
  第二节 人体接触恒定磁场的安全剂量标准 ……………… 13
  第三节 生态能量场技术原理 ……………………………… 15
  第四节 生态能量场对人体的作用 ………………………… 17

第三章 生态能量养生的核心理念 ………………………… 21
  第一节 一种最简单的健康方式——从容养生法 ………… 22
  第二节 生态能量养生的两大医学理论基础 ……………… 24
  第三节 生态能量养生三项国家专利 ……………………… 27

第四节　生态能量养生"四个力" ……………………… 28
　　第五节　生态能量养生"五个零" ……………………… 31
第四章　生物磁学概论 …………………………………… 33
　　第一节　生物磁场产生的原因 …………………………… 34
　　第二节　生物磁场的特征和作用 ………………………… 36
　　第三节　影响生物磁场的因素 …………………………… 38
　　第四节　外加磁场的生物效应 …………………………… 40
　　第五节　磁场对人体系统的生物效应 …………………… 43
　　第六节　恒定磁场与交变磁场的区别 …………………… 51
第五章　养　生 …………………………………………… 52
　　第一节　养生的基本概念 ………………………………… 52
　　第二节　中医学的养生观 ………………………………… 55
第六章　人体的自我修复能力 …………………………… 67
　　第一节　自愈力法则 ……………………………………… 67
　　第二节　睡眠的修复作用 ………………………………… 70
　　第三节　吸引力法则 ……………………………………… 74
第七章　自然疗法 ………………………………………… 79
　　第一节　自然疗法的基本概念 …………………………… 79
　　第二节　药物治疗对人体的危害 ………………………… 81
　　第三节　负离子与远红外线 ……………………………… 83
　　第四节　磁　疗 …………………………………………… 87
第八章　生态能量养生产品 ……………………………… 89
　　附：生态能量养生产品应用案例 ………………………… 98

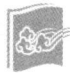

中篇　量子医学概论

- 第一章　量子医学的发展过程 …………………………… 118
- 第二章　量子医学的物理学基础 ………………………… 123
  - 第一节　波粒二象性 ……………………………………… 123
  - 第二节　薛定谔方程与薛定谔猫 ………………………… 125
  - 第三节　量子共振效应 …………………………………… 129
- 第三章　量子医学的基本概念与医学原理 ……………… 130
  - 第一节　量子医学的基本概念 …………………………… 130
  - 第二节　量子医学的医学原理 …………………………… 132
  - 第三节　量子医学的医学价值 …………………………… 133
- 第四章　量子医学对生命科学的贡献 …………………… 136
  - 第一节　量子医学是生命信息科学 ……………………… 136
  - 第二节　量子医学对生命科学的贡献 …………………… 138
  - 第三节　我国量子医学发展概况 ………………………… 140
- 第五章　量子医学与中医学 ……………………………… 146
  - 第一节　量子医学与中医经络理论 ……………………… 147
  - 第二节　量子医学与中医气化理论 ……………………… 149
  - 第三节　量子医学与中医"治未病"理论 ……………… 150
- 第六章　中外量子科学家传略 …………………………… 151
  - 第一节　外国部分量子科学家 …………………………… 151
  - 第二节　中国部分量子科学家 …………………………… 171

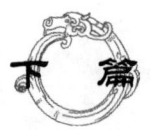 下 篇　《黄帝内经》的养生观

第一章　调摄与养生 ……………………………………… 195
第一节　养生之道 …………………………………… 196
第二节　季节与养生 ………………………………… 198
第三节　七损八益与养生 …………………………… 199

第二章　阴阳与养生 ……………………………………… 201
第一节　阴阳的定义 ………………………………… 202
第二节　天人相应 …………………………………… 204
第三节　阴阳平衡 …………………………………… 205

第三章　五行与养生 ……………………………………… 206
第一节　五行的定义 ………………………………… 207
第二节　五脏与五行 ………………………………… 209

第四章　藏象与养生 ……………………………………… 211
第一节　藏象的定义 ………………………………… 212
第二节　十二官论 …………………………………… 213
第三节　五脏与六腑的关系 ………………………… 214
第四节　精气神与五脏的关系 ……………………… 215
第五节　水谷精微的化生 …………………………… 217
第六节　精血的化生 ………………………………… 218
第七节　病　机 ……………………………………… 219

第五章 经络与养生 …… 222
第一节 十二经脉 …… 223
第二节 任、冲、督、带脉 …… 242
第三节 阴跷脉与阳跷脉 …… 244
第四节 阴维与阳维 …… 245

第六章 运气学说与养生 …… 247
第一节 五 运 …… 249
第二节 六 气 …… 251

附篇 …… 252
附篇一：众佰健五行养生功 …… 252
附篇二：众佰健九九养生功 …… 259

跋 文 圣贤启示录 …… 274
本书主要参考文献 …… 283

上 篇
生态能量养生

生态能量养生，是本书作者经过十几年的不懈实践，总结出的养生保健理论体系。生态能量养生理论，是遵循中医学养生观，以量子医学、生物磁学、生态能量场技术、自愈力法则、吸引力法则为基础，创立的生态养生保健模式和方法。这一理论体系归属于量子医学物理疗法和自然疗法的范畴，其特征是在自然而然，从容顺势中养生保健，因此，生态能量养生又叫做从容养生法。生态能量养生，是通过生态能量场对人体的作用，补充人体的生物磁场，补充人体的正能量，提高机体免疫功能，强化机体的自愈系统，提高人体的自愈力，促进血液循环，解除机体疲劳，防患于未然，预防和治疗疾病，延长寿命。

第一章 生态能量养生概论

第一节 生态的涵义

生态是指一切生物的生物生存和发展的状态，以及他们之间与生存环境之间息息相关的关系。生物的生存和发展的状态，是生物生生不息地生存和发展所需要的自然环境和社会环境。狭义地讲，生态就是生命的状态，即生物的生活和生存状态；广义地讲，生态是指生物在一定的自然环境下生存和发展的状态，以及生物的生理特性和生活习性。"生态社会"是"和谐社会"的重要组成部分，"生态社会"是一种没有政治岐见、没有阶级区别、没有阶层划分、没有等级观念、没有言论霸权、人人都需要的自然生存环境。换言之，生态社会就是人与自然、人与社会、人与人、生命与健康之间和谐相处的生存环境。建设"和谐社会"是一个异常复杂的过程，其重要内容是建设和恢复"生态社会"。建设和恢复"生态社会"，需要的是人与自然和谐相处、生存认同，理性理智的科学发展规划，切实可行的产业调整政策，严谨严厉的制度和法律保障。建设和恢复"生态社会"，是一个不容回避的现实问题，同时也是一个义不容辞的历史使命。这一历史使命对于我们学习、研究和运用生态科学，提出了新的要求。

生态科学是研究生命系统与环境相互作用规律的学科。在生态科学系统中，生命系统通常包括生物个体、种群、群落和生态系统等几个层次，以及环境变化和污染、环境变化和污染对生命系统造成严重的影响。当前，生态科学研究的热点包括生物多样性的保护和作用、受害生态系统的恢复和重建、全球变化时对陆地生态系统的影响以及生态系统的管理等。生态科学是一门新兴的学科，属于社会学，借用

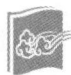

传统生态学的原理，把人类看做是最活跃的生态因子，与生物学、经济学、法学、医学和其他学科相互密切联系，主要的观点是任何社会体系应当与自然环境相适应，人类合理利用自然的手段和方式，社会生产要适应自然的条件，社会体系应当完全适应自然条件，适应社会群体的生存和生活方式，营造可持续发展的良性循环的发展环境，总体要求人们要合理利用资源，使人类社会的发展能够在自然界能够承受的范畴内，保持整个生态系统的稳定与平衡。

第二节 生命的涵义

生命泛指由有机物、水构成的细胞组成，一类具有稳定的物质和能量代谢，能够稳定地从外界获取物质和能量，能回应刺激，自我复制、繁殖的半开放物质系统，经过自然选择，渐渐进化过程中，一代代适应其环境。生命通常都要经历出生、成长和死亡，具有以上特征的个体均被视为生物。但是，并非所有对生命的定义都以上述条件为标准。例如在繁衍过程中改变的能力有时被视为判断生命的根本条件，我们称之为生命现象。病毒在有寄主可寄生的时候，会表现出生命现象；但在没有寄主可寄生的时候，不会表现生命现象，所以病毒是介于生命与无生命之间的一种奇妙的生物。

量子医学认为，生命是由物质、能量、信息三个部分构成的动态统一体。人体能量和信息的载体是人体的生物磁场，人体的生物磁场是生命的重要组成部分。人体的能量和信息以生物磁场为载体，通过人体的经络循行系统，输送和传递到人体的各个脏腑、器官、血液和细胞，维持着人体的生命活动。疾病是人体内在能量和信息损伤的结果，任何疾病都是体内器官与组织形成的生物磁场的失衡所引起。如果保持人体的能量和信息健康，生物磁场动态平衡，人的身体就是健康的。

量子医学研究表明，人体的能量和信息的传导具有一定的规律，其传导方向和路线与中医的经络循行路线相同。这一重大发现，为几千年来悬而未决的经络实质的问题，找到了科学的答案。量子医学与传统中医的"上工治未病"、"治病必求于本"以及经络"外络于肢节，内属于脏腑"等学术思想是一致的，量子医学发展和提高了中医学理论和实践，为继承和发扬传统中医学做出了巨大的贡献。

生命的物质性

物质指占有时间、空间和质量的元素。例如电子、质子和中子，金属、化合物、空气、水、生物等等，以固体、液体或气体形态呈现。

物质是我们可以看到、嗅到、尝到或接触到的东西。与思想相对而言，按照辩证唯物主义理论，物质指独立于意识以外的，但可以被意识所反映、摹写的客观存在。

就人体而言，人体是生命物质的统一体。人体大到骨骼、肌肉、皮肤、脏腑、器官、组织、血液、体液、毛发，小到神经、细胞、基因、酶、维生素、以及钾、钠、钙、锌、镁、磷、硒等微量元素，都属于客观存在的有形物质，是具有生命力的生物体。

生命的能量性

能量是一种基本的物理量，是物体或系统做功的能力，是物理学中描述一个系统或一个过程做功的量。一个系统的能量可以被定义为从一个被界定的零能量的状态转换为该系统现状所做功的总和。在生态系统中，生命的各种表现都是与能量转变分不开的，生命的本质就是生长、自我繁殖和物质合成等这些能量变化的连续过程。能量是生态系统的动力，是一切生命活动的基础，是生命的本能。一切生命活动都伴随着能量的变化，没有能量的转化，也就没有生命和生态系统。

生态系统的重要功能之一就是能量流动，而热力学就是研究能量传递规律和能量形式转换规律的科学。能量在生态系统内的传递和转化规律服从热力学的两个规律。热力学第一定律表述如下："在自然界发生的所有现象中，能量既不能消灭也不能凭空产生，它只能以严格的当量比例由一种形式转变为另一种形式。"因此，热力学第一定律又称为能量守恒定律。依据这个定律可知，一个系统的能量发生变化，环境的能量也必定发生相应的变化，如果体系的能量增加，环境的能量就要减少。对生态系统来说也是如此。

热力学第二定律是对能量传递和转化的一个重要概括：在封闭系统中，一切过程都伴随着能量的改变，在能量的传递和转化过程中，除了一部分可以继续传递和做功的能量（自由能）外，总有一部分不能继续传递和做功，而以热的形式消散，这部分能量使系统的熵和无序性增加。对生态系统来说，当能量以食物的形式在生物之间传递时，食物中相当一部分能量转化为热而消散掉（使熵增加），其余则用于合成新的组织作为潜能存下来。动物在利用食物中的潜能时，常把大部分转化成了热，只把一小部分转化为新的潜能。因此，能量在生物中每传递一次，一大部分能量就被降解为热而损失掉，这就可解释为什么食物链的环节和营养级数一般不会多于5—6个以及能量金字塔必定呈尖塔形的原因。

熵（entropy）这一中文译名是意译而来的。"entropy"最初由克劳修斯（Clausius<1822年—1888年>，德国物理学家，热力学的奠基人之一）于1865年创造的。字尾"tropy"源于希腊文，是转变之意。字头"en"是源于energy（能量）的字头。因此，"entropy"的涵义为能量转化。从中文意义上分析，"熵"字由"火"和"商"组成，"火"是自然界的"五行"——金、木、水、火、土之一，有能量的含义；"商"，中国古代"五音"——宫、商、角（音jué）、徵（音zhǐ）、羽（即1.2.3.5.6）之一。中医把五音与五脏相配：脾应宫，其声漫而缓；肺应商，其声促以清；肝应角，其声呼以长；心应徵，其声雄以明；肾应羽，其声沉以细，此为五脏正音。商又是星名，二十八宿之一，即"心宿"。音律和日月星辰是不断变化的，所以"商"有变化的含义。商又有"商业"的含义，所谓商业，就是由物质—货币—物质之间的转化过程。总之，熵的中文涵义就是能量的转化。

生命能量与人的生命有着密切的关系，生命能量有时也被称为生物场、生命力或"气"，其主要作用是促进机体循环，平衡人体的生物能量场和人体的能量。生命能量是人体的生命活动的机能和生命力，是一切生命活动的基础，也是生命的本能。生命力泛指人的生命力、社会的生命力、自然的生命力。生命力所呈现的应该是一种生命的状态和生命状态的力量。生命力可以理解为维持生命活动的能力，生物生存发展的能力，代表一种欣欣向荣、蓬勃向上的发展势态。由于各种不良因素，例如精神压力、环境污染、有害电磁波辐射、缺乏运动、起居无度、不良饮食习惯等原因，人体的生命能量会出现弱化改变，人体的生命能量动态平衡的环境也会遭到破坏，从而产生亚健康和疾病。

生命的信息性

信息即音信和消息，含有资讯、信号的概念。信息又称资讯，普遍存在于自然界和人类社会活动中,是物质和能量及其自身"信息"与其属性的标识和表现。美国数学家、控制论的奠基人诺伯特·维纳对信息的定义是:"信息就是信息,不是物质也不是能量。不承认这一点的唯物论,在今天就不能存在下去。"信息与物质、能量是生命的三大构成要素。

信息的主要功能在于,反映事物内部属性、状态、结构、相互联系以及与外部环境的互动关系,减少事物的不确定性。现代科学中,信息是指事物发出的消息、指令、数据、符号等所包含的内容。人通过获得、识别自然界和社会的不同信息来区别不同事物,得以认识和改造世界。在一切通讯和控制系统中,信息是一种普遍联系的形式。按信息系统和作用机制的不同,信息分为非人类信息和人类信息;按作用分,信息可划分为物理信息、社会信和生物信息。

生命信息对生物体的生存、繁殖都起着重要作用。生命信息包含的范围很广,除遗传物质、神经电冲动和激素之外,生命体发出的声音、气味、颜色以及生物行为本身都含有信息,都对生命的个体和群体产生影响,生命信息与生命的生存和进化是密不可分的。生命信息的特点是消耗极少的能量和物质即可产生极大的生物效应。生命体的各种功能能够有条不紊地进行,对环境能及时做出反应,是由于生命体内存在着通过各种各样的化学信息分子进行传递的信息系统。

生命信息是调节和控制生命活动的信号。是构成生命体的三大要素(物质、能量、信息)之一。生物信息一般可分为遗传信息、神经和感觉信息及化学信息。遗传信息以密码形式存储在DNA分子上,通过DNA的复制传递给子代。在后代生长发育过程中,遗传信息自DNA转录给RNA,后翻译成特异的蛋白质,以执行各种生命功能;神经和感觉信息靠电脉冲和神经递质携带和传递。神经系统接受内外环境中的信息,进行加工处理,调节和控制机体各部分功能。虽然遗传信息和神经感觉信息的载体都属于化学物质,但通常所指的化学信息是除以上两类物质以外的,由化学介质所携带和传递的信息,高等生物的激素及昆虫外激素都属于这一类。随着计算机科学与基因技术的发展,生命信息的概念又成为了基因的计算机数据库、数据处理、基因序列信息、生物系统的计算机分析与软件设计等含义,属于生命信息学或计算生物学的内容,从而形成了各种新的信息概念。

1948年,美国数学家、信息论的奠基人克劳德·艾尔伍德·香农在他的著名论文《通信的数学理论》中提出一个计算信息量的公式,这个公式和热力学中熵(能量转化)的计算方式相同,故也称为信息熵。香农公式的基本含义是,当各个符号出现的几率相等,即"不确定性"最高时,信息熵最大。故信息可以视为"不确定性"或"选择的自由度"的度量。美国应用数学家,控制论的创始人诺伯特·维纳认为:信息是"我们在适应外部世界、控制外部世界的过程中同外部世界交换的内容的名称"。英国学者阿希贝认为,信息的本性在于事物本身具有变异度。意大利学者朗高在《信息论:新的趋势与未决问题》中认为,信息是反映事物的形成、关系和差别的东西,它包含于事物的差异之中,而不在事物本身。

生命信息具有如下特征:
(1)普遍性:只要有生命的地方,就必然存在信息。信息在自然界和人类社会活动中广泛存在。

(2)客观性:生命信息是生命体客观现实的反映,不随人的主观意志而改变。如果人为地篡改信息,那么信息就会失去它的价值,甚至不能称之为"信息"了。

(3)动态性:生命是在不断变化发展的,生命信息也必然地随之运动发展,其内容、形式、容量都会随时间而改变。

(4)时效性:由于生命信息具有动态性,因此一个固定信息的使用价值必然会随着时间流逝而衰减。

(5)可识别性:人类可以通过感觉器官和科学仪器等方式来获取、整理、认知生命信息,这是人类利用生命信息的前提。

(6)可传递性:生命信息是可以通过各种媒介,在人与人、人与物、物与物等之间相互传递。

(7)可共享性:生命信息与物质、能量显著不同的是,生命信息在传递过程中并不是"此消彼长",同一生命信息可以在同一时间被多个生命器官共有,而且生命信息还能够无限地复制、传递。

第三节　生命信息能量的作用

生命信息能量的涵义

生命信息能量是生命活动需要的动力，是生命力的基本元素，是生命的本能。人体不仅需要氧气、水、脂肪、蛋白质、碳水化合物以及各种微量元素等物质提供给宏观生命活动所需要的能量，人体内部还有一种维持生命基本存在的微观运动体系，比如DNA的活动，它是人体内最基本的生命活动，是生命健康、长寿的基础，这种特殊的生命活动，我们称其为生命信息能量。国内外大量临床试验结果表明：微观的生命信息能量可以成为构成生命体的原子、电子、离子等各种微粒子的能量，补充其消耗，维护微观体系内部正确的信息交流，恢复或保持细胞活力，逆转生命衰老。

量子医学科学家研究发现，生命信息能量是一种特殊的生物微波，它可以改善生命体内离子通透能力，它还是一种电磁触发信号，具有平衡机体信息能量的杠杆作用，能够纠正细胞内的非正常变化，改变分子的不平衡状态，激活细胞，恢复细胞之间的正确沟通与协调，甚至可以激活潜在基因，取代衰老、病态的基因，实现生命体逆转衰老。

生命宏观和微观的双重特性存在决定了其能量也要从宏观和微观两个方面来供给，人体细胞不仅需要通常概念上的宏观物质营养，它还需要另外一种"营养"，这种"营养"就是充满活力、健康向上的微观生命信息能量，如亲情能量、自然能量、植物能量、太阳能量、地球磁场能量等。医学实验表明：如果人体在获得宏观的物质营养的同时，又能够获得充足的、微观的生命信息能量"营养"，那么人体衰老、疾病、信息紊乱等状况将会得到根本转变，人的寿命也将会有大幅度提高。

生命信息能量不足对人体的影响

人体生命信息能量不足对于人体的影响，主要表现在以下几个方面：

（1）绝大多数人体细胞提早衰老，代谢功能紊乱，免疫功能水平降低，处于亚健康态，发展下去就是难以治愈的病态。

（2）高血压、糖尿病、心脑血管病、肿瘤等难以治愈的疾病成为多发病，而且向年轻化的群体扩大，猝死的比例明显上升，许多中年人和年轻人提早进入衰老期。

（3）人们的寿命普遍没有达到自然界赋予人类的自然寿命。

（4）长期患有各种慢性疾病的各类患者，久治不愈。

（5）患各种肿瘤和癌症的患者越来越多，甚至发展成为普遍性、多发性的疾病。

（6）人体难以应对禽流感等新病毒的流行。

补偿生命信息能量的意义

（1）在最短的时间内，让身体由亚健康状态变成健康状态，全面提高人体健康水平，恢复身体各项功能，避免疾病的发生、发展。

（2）全面提升人体免疫功能，增加抵抗疾病的能力，让身体充满活力。

（3）强化机体自愈力，恢复心、脑血管系统、内分泌系统、神经系统、消化道系统、泌尿生殖系统等各项功能，促使许多慢性疾病和疑难病得到明显好转或痊愈，抑制和减少猝死。

（4）对抑制或治愈肿瘤等疑难疾病有显著效果。

（5）具有突出的美容、保健效果。

第二章 生态能量场技术

第一节 生态能量场的涵义

场是物质存在的一种形态。在物理学中,具有空间函数关系的物理量构成了该物理量的场。由于场是能量存在和转换的场所,因此场常常被称为能量场、气场、力场、生物场等。场有三类:标量场,例如温度场等;矢量场,例如磁场、力场;张量场,如向量场、矩阵场。场效应是指直接通过空间和溶剂分子传递的电子效应,是一种长距离的极性相互作用,即作用距离超过两个C—C键长时的极性效应。场效应的作用方向与诱导效应作用方向往往相同,一般很难将这两种效应区分开。

场效应的产生来自"场交流",不仅对交流内容的构建不断产生作用与影响,而且波及个体之间不断产生相互作用与影响。个体A的参与行为随时间发展会对个体B产生作用与影响,而个体B的参与行为又会反作用于个体A,这是一种螺旋发展的往复过程。若干个体在"场交流"过程中,都是在参与着不同规模的螺旋发展的往复交流。每一次每一阶段的往复交流,产生的作用效果都不相同,并且是一种非线性变化过程。这就是"场交流"所产生的"场效应"。

生态能量养生是一种科学的量子能量信息疗法,通过CHQ生态能量场发生系统,产生低磁场强度、梯度均匀、高穿透力的生态能量场。生态能量场作用于人体时,外加的生态能量场与人体内的生物磁场产生耦合、共振效应,进而产生一系列生物效应,补充和调节人体的生物磁场,补充机体能量,调节人体信息,改善机体的内环境,实现人体组织、细胞、基因、血压内脏等物质的良性改变,提高机体免疫力,增强人体的自愈力，促进新陈代谢，改善血液循环，从而对人体起到预防治疗、养生保健的作用。

生态能量场，是一种适合人体生理状态，能够产生人体所需要能量的场效应。生态能量场作用于人体时，与体内的生物磁场发生耦合共振效应，由物理作用转化为生物效应，补充、调节、改善人体的生物磁场和生命信息。生态能量场以其独特的穿透和波动功能，作用于人体的脏腑、组织、血液、细胞。生态能量场作用于人体的经络穴位，使经络运行产生波动力，达到疏通经络，行气活血的功效；生态能量场作用于人体的基因和细胞，能够激活非活性基因，活化细胞，有效补充人体生物磁场，补充身体正能量，提高机体免疫功能，强化机体自愈系统，提高人体的自愈力，促进血液循环，解除机体疲劳，改善睡眠状态，防患于未然，预防和治疗疾病，延长寿命。生态能量养生床垫、生态能量养生枕、生态能量养生汽车座垫、生态能量养生办公座垫等产品，人性化设计，能够让人们在睡眠、工作和出行的同时，预防和治疗疾病，增强身体正能量，以更加充沛的精力投入生活和工作。

回归自然、生态养生，是现代养生保健的大趋势。生态能量养生产品，科学的运用量子医学自然疗法，体现了《黄帝内经》"上工治未病"的养生思想和量子医学的科学原理。随着生命科学的发展，量子医学、磁生物学、生物信息等生命科学逐渐普及，生态能量养生理论和产品必然被人们认知和接受，从而推动量子医学的发展和应用，为人类的养生保健和健康长寿做出较大的贡献。

第二节 人体接触恒定磁场的安全剂量标准

我国科学家对人体接触恒定磁场的安全剂量标准以及恒定磁场生物效应与暴露安全限量,进行了探讨和研究,上海交通大学余晋岳教授、中国疾病预防控制中心环境与健康相关产品安全所郭润霞主任等认为,人体全身长期(每天超过8小时)接触恒定磁场的安全剂量为100高斯以下。美国斯坦福直线加速中心(SLAC)、美国能源部(DOE)、美日非能源研究及发展合作署等国际机构提出了职业接触磁场暴露的安全限量。SLAC:全身暴露日平均为20mT(200高斯);DOE:全身暴露日平均为100高斯(10mT)。美日非能源研究及发展合作署:全身暴露8小时、小于1小时、小于10分钟,磁场强度分别为100、1000、5000高斯;四肢暴露8小时、小于1小时、小于10分钟,磁场强度分别为1000、10000、20000高斯。综合国内外专家和相关机构的研究结果,我们得出的结论是:人体全身、长期(8小时以上)接触恒定磁场的安全剂量标准为100高斯以下,也就是说,人体长时间接受磁疗,其安全磁感应强度为100高斯以下。

国内学者的一些研究表明,强磁场长时间暴露容易出现负面生物效应。头部接受10000高斯磁场作用,可引起记忆力下降,长期处于高强磁场可出现植物神经功能障碍;3000—5000高斯磁场能引起骨髓细胞染色体的损伤;3500高斯磁场具有抑制吞噬细胞活动的作用,干扰肝脏内铜、铁、镁等元素的代谢过程,可使已有肝病的肝脏细胞出现灶性坏死,纤维组织明显增生,肾脏出现功能异常;2500高斯磁场具有抑制生物体内超氧化物歧化酶(SOD)的作用。此外,对于敏感器官,小剂量磁场长时期作用于人体,亦可出现负面生物效应,400—800高斯磁场作用一个月,可使宫腔内K^+、Na^+、Cl^-浓度升高,改变子宫腔内环境。1200高斯磁场对睾丸有明显影响,精子数量和形态发生变化。全身性长期在100高斯以上磁场强度环境工作的工人,会患有植物神经系统失调、中枢神经机能衰退、反应迟钝、头晕、失眠、情绪低落、疲劳、记忆功能衰减和性功能障碍问题。如果在发现初期症状以后，并且能够及时摆脱不良磁场环境，经过一段时间的调理，可以完全恢复正常。但是如果接触强磁场环境时间持续性较长，会产生积累滞后性后果，治疗是比较困难的。磁场作为能量医用的安全性，是开发利用磁场能量治疗疾病的产品特别需要注意的技术问题。因此，临床上在诊断、制定能量治疗方案时，治疗剂量的设定，需要科学的实验依据，在确保治疗效果的同时，应充分考虑人体接触恒定磁场的安全剂量标准。

第三节 生态能量场技术原理

在CHQ生态能量场发生系统中,分布着若干个由永久磁性材料构成的矩阵磁场。由于各矩阵磁场发射点的磁场强度不同,磁力矩不同,从而产生"磁位差"。由于"磁位差"的存在,各个不同的矩阵磁场所产生的磁动力,发生相互波动力作用,在这个过程中,磁场的动能转换为势能,降低了磁场强度,延长了磁力线,增强了磁场的穿透力,从而在生态能量场发生系统产生低磁场强度、高振幅的波形生态能量场。其平均磁场强度为2—50高斯,磁力线穿透力为50—100厘米。生态能量场作用于人体时,来自外界的生态能量场与体内的生物磁场发生耦合共振效应,由物理作用转化为生物效应,调节、改善和传递人体的生物磁场和生命信息。生态能量场以其独特的穿透和推动功能,完全作用于人体的脏腑、组织、血液、细胞。生态能量场作用于人体的经络穴位,使经络运行产生波动力,全方位地疏通人体的经络,达到疏通经络,行气活血的功效;生态能量场作用于人体的基因和细胞,能够激活非活性基因,活化细胞,有效补充人体生物磁场,补充身体正能量,提高机体免疫力,强化人体自愈力,延长人体的寿命。如果说长生不老是美丽的神话,那么,通过使用生态能量养生产品,身体健康,延年益寿是完全可以做得到的。

北京众邦宏业科技发展有限公司运用生态能量养生理论,研发了生态能量养生产品。生态能量养生产品经历了十几年的研发体验,普遍体验和使用结果表明:在使用生态能量养生床垫后,高血压、糖尿病患者病情好转,未发现猝死患者;容易患感冒的人,感冒次数明显减少;颈椎病、腰椎病患者疼痛缓解;失眠和神经衰弱症明显好转;疲劳者恢复体力,精神焕发;孕妇实验组20名孕妇使用生态能量养生床垫后,15人顺产,5人剖腹产,所有胎儿和新生儿生理指数正常;三高群体实验表明,86.3%的高血压患者血压保持稳定的正常值,83.7%的心脏病患者趋向康复,87.2%的脑血栓后遗症有恢复生活自理倾向,多数患者出现囊肿消退、老年斑淡化、白发变黑的效果。

产品应用体验得出的结论是：生态能量养生产品对人体没有副作用和不良反应，生态能量养生产品适合人体的正常生理状态，适用于孕妇、胎儿、青少年、中老年各个年龄段的人群，适应健康、亚健康、疾病各种身体状态，能够让健康者更健康，亚健康者恢复健康，疾病者逐渐康复。生态能量养生产品没有发现禁忌症。

中国计量科学院对生态能量养生床垫的检测报告（编号DLcx2008—4364）结果显示：在床垫上方0厘米处（即床垫表面），CHQ生态能量场发生系统产生的平均磁场强度为7.8高斯；在床垫上方30厘米处，CHQ生态能量场发生系统产生的平均磁场强度为2.025高斯；在床垫上方50厘米处，CHQ生态能量场发生系统产生的平均磁场强度为1.25高斯。成年男性人体平卧身体厚度为22厘米，成年女性人体平卧身体厚度为19厘米，人体的厚度比较接近30厘米的检测数据，生态能量磁场作用于人体时，产生平均生态能量磁场强度为2—50高斯、穿透力为50厘米以上（可达到100厘米）的生态能量场。检测数据符合人体全身长期接触恒定磁场的安全剂量为100高斯（10mT）以下的国际安全标准，适合人体长期使用。下图是生态能量养生床垫表面平均磁感应强度B，随距离床面垂直高度H变化的曲线。

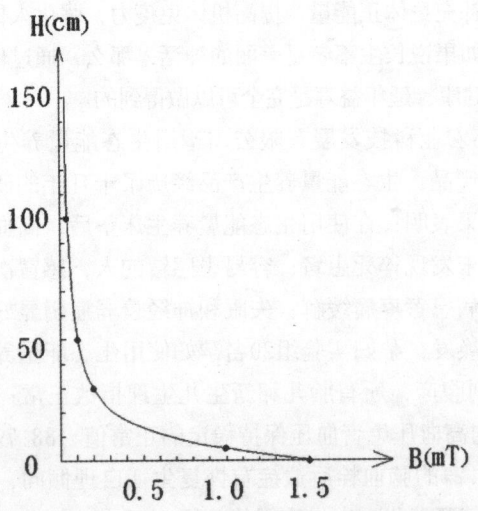

第四节 生态能量场对人体的作用

养生功效

生态能量养生是一种科学的养生方法。生态能量场和生态能量养生理论基础是量子医学,是量子医学的具体实践。生态能量养生的要点在于补充、改善和调整生命体的能量和生命信息,活化细胞和基因,补充身体的正能量,增强机体免疫力,强化机体自愈力,从而提高生命质量,延缓衰老,健康长寿。其主要功效是:

1. 提高机体免疫力

生态能量场与人体的生物磁场产生耦合共振效应,补充人体的生物磁场,预防和治疗"磁饥饿症",增强身体的正能量,提高机体免疫力,预防或减少疾病的发生。

2. 提高人体的自愈力。

生态能量养生产品通过充人体的能量,增强了机体的免疫功能,从而强化机体的自愈系统,提高人体的自愈力。

3. 活化基因和细胞

基因和细胞是生命的本源,是生命力的本源。基因(遗传因子)是遗传的物质基础。人类大约有2.5—4万个基因,储存着生命孕育、生长、凋亡过程的全部信息,通过复制、表达、修复,完成生命繁衍、细胞分裂和蛋白质合成等重要生理过程。生物体的生、长、病、老、死等一切生命现象都与基因密切关联,基因是决定人体健康的基本因素。人的基因包涵2%—5%的活性基因和95%—98%的非活性基因。基因科学认为,只要激活0.5%的非活性基因,人的寿命将会延长20—30年。

细胞是人体的结构和功能单位,人体约有40万亿—60万亿个细胞。生命的过程实际上就是细胞诞生与凋亡的过程。人体年青时代,机体细胞的复制、诞生的速度大于细胞凋亡的速度,所以人体可以发育和成长;人体老年时代,机体细胞凋亡的速度大于细胞的复制、诞生的速度,所以人体就会逐渐衰老,直至死亡。

生态能量养生产品能够增强活性基因和细胞的活力，激活非活性的基因和惰性细胞，促使疾病状态的基因和细胞由不健康信息到健康信息的转换，逆转细胞的衰老，增强生命的活力，提高生命质量，强化生命的本能，预防或减少疾病，延长寿命。

4. 疏通经络

经络是人体气血运行的通道。量子医学研究证明，中医经络学说所记载的经络，是人体信息和能量的贮存渠道和传递途径。

中医学认为"通则不痛，不通则痛"。生态能量场作用于人体的经络穴位时，使经络运行产生波动力，疏通经络，行气活血，促进血液循环，预防和调节高血压、心脑血管病、脑血栓后遗症，抑制心跳骤停、猝死的发生。对于颈椎病、腰椎病、关节炎等骨关节性病具有预防与调节的作用。

5. 解除疲劳

生态能量养生产品能够补充人体生物磁场，增强人体的正能量，缓解疲劳，恢复体力，预防和调节慢性疲劳综合征、驾车综合征、办公综合征等疾病。

6. 改善睡眠

生态能量养生产品具有镇静安神的作用，能够改善睡眠，对于睡眠综合症、失眠、多梦、嗜睡等病证具有改善和治疗作用。

7. 促进新陈代谢。

生态能量养生产品能够增强人体器官的功能，预防和调理消化不良、胃肠炎、腹泻、便秘、胆囊炎、肝炎、气管炎等。

8. 调节神经功能。

生态能量养生产品能够改善坐骨神经痛、神经衰弱症、抑郁症、神经性头痛、美尼尔氏综合症等疾病。

9. 调节内分泌

生态能量养生产品能够改善前列腺炎、乳腺炎、子宫肌瘤、脂肪瘤、糖尿病、更年期综合症。

10. 消除有害电磁波，防止电磁辐射。

有害电磁波是由于电磁感应所产生的，它也是一种磁场，具有

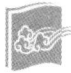

磁场N极和S极的极性特征。根据同性相斥、异性相吸的原理，生态能量养生产品与同极性的有害电磁波相互排斥，缩短和抵消有害电磁波，与不同极性的有害电磁波相互吸引，吸收和转移有害电磁波，从而减弱和消除有害电磁波，避免了有害电磁波对人体的侵害。

可逆反应

在补充生态能量场时，人体的生物磁场与生态能量场发生耦合共振效应，有一个由可逆期到不可逆期的过程。在这个过程中，机体产生的反应叫做可逆反应，这种反应又叫做好转反应和"瞑眩反应"。由于个体差异，有的人没有明显反应，有的人反应轻微，有的人反应明显。可逆反应时间很短暂，一般在3—7天就会转为不可逆期，可逆反应随之解除。

我国最早的中医学经典著作《黄帝内经》中提到："若药弗瞑眩，厥疾弗疗。"意思是说，如果服用药物，没有相应的反应（如短暂眩晕，疲倦，疼痛等），难以治愈比较严重的疾病。生态能量养生产品在调理和改善疾病的过程中，也会产生"瞑眩反应"。如在促进血液循环的同时，会出现局部麻木，肿胀，疼痛；在调节血压时会出现头晕头痛和血压升高；在促进新陈代谢和排毒过程中，会出现呕吐，腹痛，腹泻等现象；在活血化淤和驱除风寒湿邪的过程中，会出现发热，出汗，发冷等现象；在改善睡眠和消除电磁辐射的过程中，会出现短暂的失眠、多梦等现象。

可逆反应期内不影响生态能量养生产品的使用。一般情况下，不需要做任何处理，人体就会自然恢复到正常状态。可逆反应结束后，人体的各项机能得到良好的改善，身体逐渐恢复健康状态。因此，使用者要放松心情，舒缓紧张情绪，放心使用产品。

生态能量养生是根植于量子医学和中医学的养生保健方法，在一定程度上达到了治疗疾病的效果。生态能量养生和药物治疗的不同点在于，生态能量养生不是针对某一种疾病进行治疗，而是全面作用于人体能量信息系统，补充身体的正能量，活化基因和细胞，普遍提高机体免疫功能，增强人体自愈力，促进机体血液循环，从而改善睡眠，缓解疲劳，预防疾病的发生，改善和康复人体的各种疾病。

虽然生态能量养生产品有一定的保健治疗作用，具有许多奇特的功效，但是目前生态能量养生产品的适用范围主要是养生保健和疾病的辅助理疗，并不能代替药物治疗和手术治疗。生态能量养生产品还需要进一步的完善和提高。

生态能量场对能量、信息和人体效应的影响是一个非常复杂的过程，其技术要点是阈值性、稳定性、积累效应和记忆效应。生态能量养生的研究方向是，探索根据不同的疾病和患者个体差异，精准地调整生态能量场剂量，实现靶向治疗；针对各种不同的疾病，进行科学有效地养生保健和治疗；缩短可逆期，减少瞑眩反应。随着量子医学和生物电磁学技术的深入研究和进展，生态能量养生保健技术也会不断提高和完善，生态能量养生产品必将为人类的生态健康事业做出更大的贡献。

第三章　生态能量养生的核心理念

生态能量养生的核心理念是：生态能量养生是一种最简单的健康方式——从容养生法，以量子医学和中医学"治未病"两大理论体系为理论基础，拥有生态能量养生床垫、生态能量场汽车座垫、生态能量养生办公座垫等多项国家专利，通过恢复人体的免疫力、自愈力、吸引力，提高人体的生命力。生态能量养生产品零猝死、零无效、零禁忌、零甲醛、零风险。

第一节 一种最简单的健康方式
——从容养生法

生态能量养生，又叫做从容养生法，是一种最简单的养生健康方式。其含义是从容安居，从容工作，从容驾驶，从容出行。于从容中养生，于养生中修复，于修复中自愈，于自愈中和谐，于和谐中健康。在悠闲舒缓，恬静自然中从容轻松地进行养生保健。

从，即顺应，依从，顺势；容，即容受，容纳，面容。从容，指人心态镇定、时间充裕或处于休闲状态，举止行动舒缓自然，不急迫。从容往往与淡定联系在一起，然而从容所包含的范围比淡定要广。淡定一般讲对事物的反应的一种理智表现，而从容不仅指心理活动也包括表现一致与统一，是一种避开"有心"为之的心态，道家的"无为而无不为"，乃从容之道。

从容是一种境界、一种修为。古今成大事者皆具备从容的德行。凡立人、立德、立言、立事，无不从容淡定。林则徐"海纳百川，有容为大；壁立千仞，无欲则刚"，范仲淹"先天下之忧而忧，后天下之乐而乐"，皆为从容的典范。

从容是一种大智慧，大自在，是一种达观和信念。从容是智慧的沉淀，是理性的选择。从容体现在成竹在胸，大智若愚，镇定自若，厚积薄发。从容的本身是言行正确无误，运筹帷幄之中，决胜千里之外。

从容是一种气度，一种风范。世纪伟人毛泽东是从容的大智慧者，写下了"暮色苍茫看劲松，乱云飞渡仍从容"、"自信人生二百年，会当水击三千里"的壮丽诗篇。毛泽东以"不管风吹浪打，胜似闲庭信步"的伟大而从容的魄力，以"问苍茫大地，谁主沉浮？"的必胜信念，率领中国共产党和中国人民，实现了"中国人民从此站起来了"的中国梦。

从容是一种胸怀，一种超脱。"淡泊以明志，宁静以致远"是从容的阐释。"天行健，君子以自强不息；地势坤，君子以厚德载物。"是从容的最高境界。

　　生态能量养生的特征是，在自然而然，从容顺势中养生保健，获得健康。没有任何刻意的要求，不影响正常的生活秩序，创立了一种最简单的健康方式。生态能量养生产品，把养生与健康融入家居和生活之中，运用生态能量养生床垫、生态能量养生枕、生态能量养生汽车座垫、生态能量养生办公座垫等产品，人性化设计，让人们在睡眠、工作和出行的同时，增强身体正能量，提高机体免疫力，增强人体的自愈力，促进新陈代谢，改善血液循环，自然而然地预防和治疗疾病，达到养生保健的作用，以健康的身体和充沛的精力投入生活和工作。

　　生态能量养生产品适合人体的正常生理状态，适用于孕妇、胎儿、青少年、中老年各个年龄段的人群，适应健康、亚健康、疾病各种身体状态，能够让健康者更健康，亚健康者恢复健康，疾病者逐渐康复。

第二节　生态能量养生的两大医学理论基础

生态能量养生，是以量子医学理论和中医学"治未病"理论为基础，创立的健康养生理论体系。

量子医学

生态能量养生以量子医学理论为基础，结合人体生物磁学、中医学理论，创立了一项全新的养生理论体系和产品体系。

人类已经进入量子时代，量子就是生物体中电子运动所产生的生物电磁能量和超微粒子所产生的电磁波的能量，是具有生命能量的基本粒子。量子是能量的最小单位。量子医学是建立在利用电磁波与人、动物和植物世界相互作用基础上的一个全新学科。量子医学的本质是生物电磁场的应用，是通过测定分析生物体所释放的生物磁场振动频率大小（即生物磁场波动能量），进行诊断与治疗的医学，因此，量子医学又叫做微观医学和波动医学。量子医学作为一种重要的诊疗技术，将与现代医学、传统医学共同成为生命科学的主力军。

量子医学是建立在量子技术、量子哲学的基础上的医学新学科。量子医学是一门研究人体能量、信息、生物磁场系统的科学，是一种提高生命质量的生命科学，其最终目标就是探索生命奥秘，发挥和完善生命本能，让生命自然完成生理周期，延长寿命，达到无疾而终的人生境界。

量子医学认为，生命是由物质、能量、信息三个部分构成的动态统一体。人体的生物磁场是生命信息的载体，疾病是人体内在能量和信息损伤的结果，任何疾病都是体内器官与组织生物磁场的失衡所引起。如果保持人体的能量和生命信息健康，保持生物磁场动态平衡，人的身体就是健康的。

量子医学的核心就是以系统观、整体观揭示微观状态下粒子运动的规律，像中子、质子、电子等，都属于量子。在微观世界中，所有的生物体都带有极微弱的生物磁场，这种磁场是由电子围绕原子核旋转而产生的。在人体微弱生物磁场能量中，能够表现出不同的健康或疾病的信息，把这种不同的微弱生物磁场能量及振动频率加以量化，用于疾病的诊断、治疗、预防、康复与养生，是量子医学的研究方向。

量子医学诊断、预防和治疗疾病的特点是，从量子层面着手，以观测、调整人体的能量和信息为主要诊疗手段，在微观的量子阶段对人体能量和信息进行诊断、调整和治疗，遏制疾病向分子和细胞层面发展，防微杜渐，维护生命的健康。因此，补充人体的生物磁场，调整人体能量和信息，是量子医学的防病治病的基本方法。

量子医学研究表明，人体的能量和信息的传导具有一定的规律，其传导方向和路线与中医的经络循行路线相同。这一重大发现，为几千年来悬而未决的经络实质的问题，找到了科学的答案。量子医学与传统中医的"上工治未病"、"治病必求于本"以及经络"外络于肢节，内属于脏腑"等学术思想是一致的，量子医学发展和提高了中医学理论和实践，为继承和发扬传统中医学做出了巨大的贡献。

治未病

生态能量养生产品，遵循中医学"治未病"的养生观，重视养生保健，运用非药物自然疗法，防患于未然，从容养生，自然保健。具有"无病养生保健，防止疾病发生，有病促进自愈康复"的特色，符合党的"预防为主"的卫生工作方针。

"治未病"理论是中医学的预防医学思想和养生观，是中医学对人类预防医学的巨大贡献。"治未病"被国际上评价为最先进、最超前的预防医学。"治未病"包括未病先防、已病防变、已变防渐等多个方面的内容，强调不但要治病，而且要防病，不但要防病，而且要注意控制病变发生的趋势，在病变未产生之前积极采取防御措施，掌握防治疾病的主动权，达到"治未病"的"上工之术"。

《素问·四气调神大论》："是故圣人不治已病治未病，不治已乱治未乱，此之谓也。夫病已成而后药之，乱已成而后治之，譬犹渴而穿井，斗而铸兵，不亦晚乎。"《灵枢·逆顺》："上工刺其未生者也，其次刺其未盛者也,其次刺其已衰者也。下工刺其方袭者也,与其形之盛者也,与其病之与脉相逆者也。方其盛也,勿敢毁伤;刺其已衰,势必大昌。故曰:上工治未病,不治已病,此之谓也。"。《素问·阴阳应象大论》说:"善治者治皮毛,其次治肌肤,其次治筋脉,其次治六腑,其次治五脏。治五脏者,半死半生也。"

人体的状态不外三种:健康状态、疾病状态以及介于二者之间的亚健康状态。健康状态可理解为"未病",疾病状态为"已病",亚健康状态为"欲病"。"上工治未病"包括未病先防、已病防变、已变防渐等多个方面的内容,认为不但要治病,而且要防病,不但要防病,而且要注意控制病变发生的趋势、并在病变未产生之前就想好能够采用的救急方法,才能掌握疾病的主动权,达到"治未病"的"上工之术"。

量子医学与中医学的"治未病"理论是一致的。量子医学是建立在量子力学、量子生物学、量子药理学和生命信息学基础上的现代医学新门类。它将医学从细胞层次推进到了构成人体的基本微粒子-量子态层次,从微观医学的层面探索生命的奥秘。目前,已经发展为可以用量子医学原理来阐明生物分子的结构及其功能,并且进一步阐明细胞的分化和新陈代谢的机理、遗传和变异、衰老和癌变、药物的应用等领域。量子检测功能在医学领域的应用,能够提前预报发病前兆及症状,发现早期癌症、糖尿病、心脑血管等各种疾病和潜伏隐患,早期预防和治疗疾病,为治愈当今世界众多"不治之症"开辟了新途径,量子医学将为真正实现"治未病",开拓出一条绿色的生命通道。

第三节　生态能量养生三项国家专利

生态能量养生产品拥有生态能量养生床垫、生态能量养生汽车座垫、生态能量养生办公座垫三项国家专利，另有多项发明专利正在申报中。

生态能量养生床垫（专利号ZL 2008 2 0218597.7）

生态能量养生床垫通过CHQ生态能量场发生系统，产生动态的生态能量场，对人体能起到疏通经络，活化细胞，缓解疼痛，促进血液循环和新陈代谢的作用，具有治疗疾病和养生保健的功能，对高血压、心脑血管病、失眠、腰椎病、颈椎病、慢性疲劳综合征等疾病有预防和改善作用，能够有效预防猝死的发生。适合人们日常睡眠和养生保健使用。

生态能量养生汽车座垫（专利号ZL 2011 2 0086204.3）

生态能量养生汽车座垫将CHQ生态能量发生系统、天然藤苴、记忆海绵、天然真皮有序组合，适合汽车驾驶和乘坐人员作为汽车座垫和保健理疗应用。产品对于慢性疲劳综合征、视力疲劳综合征、颈椎病、腰椎病、肩周炎、下肢静脉曲张、胃病、前列腺炎、神经衰弱、性功能障碍、噪声性耳聋、湿疹、痔疮等"驾车综合征"有良好的预防和调节作用，能够改善司乘人员的健康，消除疲劳，让驾乘者舒适驾驶，健康驾驶，安全驾驶，减少交通事故的发生。

生态能量养生办公座垫（专利号ZL 2011 2 0091195.7）

生态能量养生办公座垫冬夏两用，具有养生保健、预防和调理疾病的功能。对于头晕、头痛、目弦、乏力、心情焦躁，甚则恶心、呕吐、食欲不振、眼睛发红、喉头干燥、皮肤过敏、神经衰弱症等"办公室综合征"，有预防和调节作用，能够改善办公人员的健康，消除电磁辐射，消除疲劳，预防"过劳死"。

第四节　生态能量养生"四个力"

免疫力

免疫力是人体自我保护、维持生命健康运转的生理功能，人体通过免疫系统完成这一功能。免疫力是人体自身的防御机制，是人体识别和处理外界侵入人体的病毒、细菌、药害，识别和处理衰老、损伤、死亡、变性的细胞，识别和处理体内突变细胞和病毒感染细胞的综合能力。当营养不良、体力透支、用脑过度、睡眠不足、慢性疲劳综合征等各种原因使人体免疫力降低时，人体容易遭受细菌、病毒、真菌等感染，发生疾病。疾病加重了机体能量的消耗，出现体质虚弱、营养不良、精神萎靡、疲乏无力、食欲不振、睡眠障碍等症状。如果受损的免疫力不能迅速恢复，疾病就会频繁发作，继续损伤人体的免疫力，造成恶性循环，诱发重大疾病。

量子医学研究表明，人体的免疫系统能够产生能量波，免疫力的强弱与能量波的波长成正比。生态能量场与人体的生物磁场产生耦合共振效应，补充人体的生物磁场，增强生命的正能量，提高机体免疫力，有效预防和减少疾病的发生。

自愈力

人体的自愈系统是生命储存、补充和调动自愈力以维持机体健康的协同性动态系统。人体的自愈力是生命的本能；是生命稳定和平衡的自我恢复机制；是人体依靠自身的内在生命力，修复机体器官、组织、物质、能量、信息、气血的缺损，消除疾病与亚健康状态，恢复生命活力和健康的能力。

提高人体自愈力，是生态能量养生的重要功效。生态能量养生产品，通过补充人体生物磁场，补充身体的正能量，提高机体免疫功能；强化机体的自愈系统，增强人体的自愈力，完善人体自我修复机制。人体的自愈力得到强化和提高，修正人体的不良信息，消除人体的不健康因素，平衡调节人体的气血和阴阳，防止未发之病，遏制欲患之病，康复已发之病，达到生态能量养生产品"治未病"的养生效果。

吸引力

牛顿的万有引力定律认为，任何有质量的物体都存在吸引力。量子医学研究表明，人的思想也具有吸引力。人类所有的思维活动，都会产生某种特定频率的脑电波，这种频率会吸引同样的频率，从而将思维活动中所涉及到的事物吸引过来，心想事成，让梦想成为现实，这就是吸引力法则。吸引力法则的规律是"同频共振，同质相吸"。因此，人们如果消除一切负面的、不健康的思维和情绪，释放正面的、健康的、理想的思维和情绪，美好的愿景和理想必然变成现实，事业和人生就一定走向成功；如果经常观想和吸收健康的信息和能量，就能拥有健康的身体；如果经常观想和吸收不健康的信息和能量，身体就会发生疾病。

生态能量养生产品，运用量子医学技术，植入了充满生命力的健康信息、正能量信息、积极信息和乐观信息。使用者在补充生态能量的同时，激发健康思维，吸引健康信息，增强生命的活力，保持健康的身体和乐观向上的良好心态，让生命充满能量、健康和快乐，对于疾病的预防、康复和养生保健，起到事半功倍的作用。

生命力

基因和细胞是生命力的本源。

基因是遗传的物质基础。人体内大约有2.5—4万个基因，储存着生命孕育、生长、凋亡过程的全部信息，基因是决定人体健康的基本因素。人的基因包涵2%—5%的活性基因和95%—98%的非活性基因。基因科学认为，只要激活0.5%的非活性基因，人的寿命将会延长20—30年。

细胞是人体结构和功能的基础。人体约有40万亿—60万亿个细胞，生命的过程实际上就是细胞诞生与凋亡的过程。人体年青时期，机体细胞的复制、诞生的速度大于细胞凋亡的速度，所以人体可以发育和成长；人体老年时期，机体细胞凋亡的速度大于细胞的复制、诞生的速度，所以人体就会逐渐衰老。

生态能量养生产品能够增强基因和细胞的活力，激活非活性基因和衰退的细胞，促使基因和细胞实现由不健康信息到健康信息的转换，逆转细胞的衰老，增强生命的活力，提高生命质量，强化生命的本能，预防或减少疾病，延长寿命，增强人体的生命力。

第五节　生态能量养生"五个零"

零猝死

猝死，就是猝不及防的死亡，指急性症状发生后即刻或者在1小时内死亡。特点是死亡急骤，出人意料地自然死亡或非暴力死亡。猝死主要原因是过度劳累、心律失常、情绪、压力等方面，临床上经常把猝死称作"过劳死"和"疲劳性猝死"。卫生部的一项调查显示，我国心脏性猝死的发病率是42/10万，我国每年死于心源性猝死的人数多达55万。也就是说，中国每天至少有1000多人猝死。

生态能量养生产品对猝死具有预防作用。生态能量养生产品能够补充人体生物磁场，增强人体的正能量，缓解疲劳，恢复体力，预防和调节慢性疲劳综合征、驾车综合征、办公综合征等疾病；促进血液循环，预防和调节高血压、心脑血管病、脑血栓后遗症，防止因过度疲劳、高血压、心跳骤停引发的猝死。产品体验结果表明，长期使用生态能量养生产品，猝死发病率为零。

零无效

每个人都有生物磁场。人体的生物磁场是人体生命力和潜能的重要组成部分，是生命的重要因素。人体的生物磁场是机体的能量和信息的载体，人体的能量和信息，通过生物磁场传输到机体的组织、器官，进行信息与能量的传播和分配。人体的各个器官都存在不同磁场强度的生物磁场，如心脏磁场，脑磁场，神经磁场，肺磁场，肌磁场，头皮磁场等。生物磁场产生生物电能，参与和维护机体的生命活动。在人的生命活动中，随着脑力、体力、新陈代谢的消耗和人体机能的衰退，以及地球磁场的衰减，人体的生物磁场，会相应地减弱。

生态能量场作用于人体时，来自外界的生态能量场与体内的生物磁场发生耦合共振效应，补充和增强人体的生物磁场，补充身体正能量，提高机体免疫力，强化人体自愈力，延长人体的寿命。生态能量养生产品，能够让健康者更健康，亚健康者回归健康，失去健康者恢复健康。所以说，生态能量养生产品对所有的人都会产生疗效，统计表明，使用生态能量养生产品无效者的数据为零。

零禁忌

生态能量养生产品普遍体验和使用结果表明：生态能量养生产品对人体没有副作用和不良反应，生态能量养生产品适合人体的正常生理状态，适用于孕妇、胎儿、青少年、中老年各个年龄段的人群，适应于健康、亚健康、疾病各种身体状态。生态能量养生产品没有发现禁忌症。

零甲醛

生态能量养生产品采用的生态能量场发生装置、纯棉面料、天然乳胶海绵、天然椰棕等各种天然材料，不含甲醛，生态环保。产品运用量子信息技术对产品进行检测和净化处理。经过中国计量科学研究院等权威机构检测证明，生态能量养生产品不含甲醛，甲醛释放量为零。

零风险

使用生态能量养生产品满一年，健康状态没有明显改善和提高，公司召回产品，全额退款。无效召回、零猝死、零无效、零禁忌症和零甲醛，把使用产品者的健康风险和经济风险降低为零。

第四章 生物磁学概论

　　生物磁学是研究物质的磁性与磁场同生物特性及生命活动之间相互联系、相互影响的边缘科学，它既与磁学有关，又涉及到生物学，是生物物理学的组成部分。生物磁学认为一切物质均有一定的磁性，包括生物体内外的任何空间，均存在强弱不等的生物磁场。生物磁场对生物体与人体的生命活动及生物特性产生的影响，即磁场生物效应。磁场的生物效应与磁场类型、强度有关。生物磁学技术是应用各种磁技术与磁学方法对生物系统进行研究，它包括两个方面：一方面是对离体的生物组织与生物材料的结构和功能的研究；另一方面是对活体生物的结构和功能及行为的研究。常用的生物磁学技术及方法有磁化率与磁化强度的测定、量子共振技术、核磁共振技术、穆斯堡尔效应、磁光效应方法等。

第一节 生物磁场产生的原因

生物磁场产生的原因,体现在以下几个方面:

1. 传导载流子的定向迁移或运动产生的顺磁性。

生物体中各种不同类型的离子如钾离子、钠离子、钙离子和氯离子等,在生物细胞膜上的通道中做定向迁移,从而可产生离子电流。在蛋白质分子和水中质子沿氢键链或环的定向运动产生质子电流,电子在线粒体、叶绿素、载色体及DNA链上的迁移都会产生一定的磁性。同时,在神经系统、视觉细胞、听觉细胞和肌肉细胞及心肌细胞中,当细胞、组织受到包括电磁场等在内的刺激时,会产生钾电流、钠电流、暗电流和明电流等,而引起神经兴奋等生物效应,从而改变了生物膜离子通透性,诱发细胞的动作电位,它在各种组织细胞间传播形成生物电流,使神经、视觉、听觉、心脏、骨骼肌等器官和组织内电场发生随时间的变化,人们通过测量这种电场的变化得到脑磁图、心磁图、肌磁图等。根据毕奥沙伐尔定律,这些生物电流必然会在周围产生生物磁场。

2. 生物组织中的磁性元素和化合物。

生物体和人体中有13种金属元素,其中8种为3d或4d族过度金属离子,具有顺磁性。生物体和人体存在大量进行氧输送的血红蛋白,进行电子传递的细胞色素、进行光合作用的含铁氧化还原素等均含有Fe原子,DNA生物合成需要的核糖核苷酸还原酶,氨基酸代谢需要的谷氨酸变位酶都含有Co原子;完成磷酸转移的己糖激酶含有Mn原子;利用Fe需要的血蓝蛋白,光合作用需要的质体青,无脊椎动物输氧需要的血青蛋白等含有Cu原子;进行嘌呤代谢的黄嘌呤氧化酶和利用硝酸的硝酸还原酶也含有Mo原子等。这些过度金属元素都存在不成对的d电子,它们的轨道运动会产生一定的磁场。在一定条件下,当这些金属元素受到外加磁场的作用时,会呈现各项异性的顺磁性。

同时,许多生物组织,如肝脏、脾脏等,在外场作用下可产生感应磁场,从而出现磁性。占体重70%-80%的水,也是磁场作用的对象,在外磁场作用下可产生顺磁性,并且大多数生物组织也具有抗磁性,它们也能与外磁场相互作用。在细菌、鸽子等动物中发现有微量的Fe_3O_4和Fe等强磁性物质存在,它们在生物的定向导航中起到重要的作用。用透射电子显微镜观察细菌内部结构时,发现在液体轴线方向有一串约20个直径50nm的不透明颗粒,用穆斯堡尔谱仪测定这些不透明颗粒时,发现这些颗粒主要是Fe_3O_4。用高压(1000kV)场发射电子显微镜观测证实,细菌中的强磁性微粒为单晶体,沿(111)晶面方向削平的六角棱柱体微粒链的方向与Fe_3O_4的易磁化轴(111)轴平行,这些Fe_3O_4微粒为单磁畴。进一步研究得知,这些细菌中的Fe_3O_4微粒为单磁畴构成的膜囊结构,称为磁粒体,它是由生物化学过程控制自然选择的结果。实验测得,Fe_3O_4微粒直径在50nm时磁性最佳,但当直径大于80nm,则形成磁性较弱的多磁畴结构;小于40nm时则磁性会显著减弱。由此可见,动物具有一定的磁性。

现已发现,在人体、蜜蜂、蝴蝶、鱼类、家鸽、海豚等动物体中都有微量的强磁性物质。蜜蜂腹部含有铁蛋白和非晶氧化铁。美洲褐蝶和古氏剑吻鲸鱼体中有Fe_3O_4微粒。家鸽和白冠雀的头部和颈部肌肉中存在永磁颗粒Fe_3O_4。黄鳍鱼有的颅骨窦中存在磁石Fe_3O_4颗粒,这种鱼和其他海洋鱼类的骨窦中出现磁石微粒位置的一致性暗示,筛骨区可能是脊椎动物磁感觉器官的所在。太平洋海豚头部和深海石鳖牙齿中也观测到Fe_3O_4顺磁颗粒。

3. 进入生物体内的强磁性物质在体内产生剩余磁场。

由于环境污染等因素,人或一些生物的肺部在呼吸过程中,能吸入空气中的Fe_3O_4粉末并沉积于肺部,另外,通过饮食也会把一些铁磁性物质带入体内。这些外来的铁磁性物质在人体生物磁场的作用下被磁化,保留一定的剩余磁场,如肺磁场。

第二节 生物磁场的特征和作用

生物磁场的特征

生物组织中的磁性成分可以是自由的,也可以是束缚的,还可以形成磁偶极子,因此,生物组织也是一种生物磁场的介质。它的磁性可以通过在外加磁场作用下的磁化过程来认识,也可以通过测量磁性的仪器来探测。生物磁介质中的分子或原子都有多个轨道电子。这些电子,特别是外层价电子既可以绕核做轨道运动,也可以做自旋运动。这两种运动同时产生动量矩和相应的磁矩,它们的矢量和就是分子磁矩或原子磁矩。生物磁介质置入恒定的外加磁场中,分子磁矩或原子磁矩受到外加磁场的作用而发生取向变化,生物体在外加磁场中被磁化时,产生一个宏观的磁化强度,即单位面积的生物磁介质磁矩之和。

生物磁场的作用

量子医学认为,生命体是由物质、能量和信息构成的,人体的生物磁场是机体的能量和信息的载体,人体的能量和信息,通过生物磁场传输到机体的组织、器官,进行信息的传播和能量的分配。生物磁场是人体生命力和潜能的重要组成部分,是生命的重要元素。人体的各个器官都存在不同磁场强度的生物磁场,如心脏磁场,脑磁场,神经磁场,肺磁场,肌磁场,头皮磁场等。生物磁场产生生物电能,参与和维护机体的生命活动。各种器官具有不同的生物磁场强度,如脑磁场强度为 $10^{-14}-10^{-12}T$,心磁场强度为 $10^{-11}-10^{-10}T$,肺磁场强度为 $10^{-9}-10^{-7}T$。人体的生物磁场,在人的生命活动中,随着脑力、体力、新陈代谢的消耗和人体机能的衰退,以及地球磁场的衰减,会相应地减弱。曾发现某些人的鼻窦骨的表层下约 $5\mu m$ 处有一层铁质层,估计与人的第六感觉(磁感觉)有关。

人体器官磁场强度表

名称	磁场强度/T
肺部	$10^{-7} \sim 10^{-9}$
腹部	$\leqslant 10^{-10}$
心脏	$10^{-10} \sim 10^{-11}$
骨骼肌	$\sim 10^{-11}$
眼部	$10^{-12} \sim 10^{-13}$
脑部	$10^{-12} \sim 10^{-14}$

生物磁场的检测

生物磁场远低于地球磁场,难于进行观测。常采用铁磁屏蔽技术和空间鉴别技术,在近零磁场强度的环境内检测。美国麻省理工学院建立了26面体屏蔽室,用以检测磁场梯度。我国地震局也建立了零磁场实验室,测出了人体的弱磁场。生物磁场测量具有以下特点:

(1) 测量生物磁场的探测器可以与不同生物体接触,能避免接触引起的电磁干扰,如接触电阻、电容、噪声时测量失真。

(2) 生物磁场测量能同时得到恒定的和交变的磁场数据,而生物电测量只能获得相对电位变化信号。

(3) 磁探头可以在空间改变位置和方向,获得磁场的三维空间分布,探讨产生这一磁场的体内磁场源的部位和活动细节。通过体外磁场强度和分布的测量,了解体内强磁性物质的含量和分布,有助于诊断和检查某些疾病。

(4) 通过对生物磁场的检测,可以评价外加磁场对人体生物磁场的生物效应,指导外加磁场治疗设备的使用和量化,有助于疾病的预防、治疗和保健。

第三节　影响生物磁场的因素

1. 遗传因素

每个人的体内都有生物磁场。人体的生物磁场首先来自于先天父母的遗传基因，生物磁场是与生俱来的生命元素，是生命的本能。

2. 生物电磁感应

人体中小到细胞、大到器官和系统，总是伴随着生物电流，由于电磁感应的作用，运动的电荷便产生了磁场。凡是有生物电活动的地方，就必定会同时产生生物磁场，如心磁场、脑磁场、肌磁场等。另外，生物材料也会产生的感应磁场。组成生物体组织的材料具有一定磁性，它们在地磁场及其它外磁场的作用下便产生了感应场。肝、脾等所呈现出来的磁场就属于这一类。

3. 地球磁场

我们所居住的地球，是一个巨大的磁体，地球的北极是地球磁场的N极，地球的南极是地球磁场的S极。地球磁场与人体的生物磁场产生不可逆共振效应，源源不断地补充人体的生物磁场。地球磁场有机地调节着人体的生物磁场和生物电能的平衡，为人体补充着能量。

地球的磁场属于弱恒定磁场，是各种生物（包括植物、动物、单细胞等等具有生命特征的所有生物）诞生、生长、进化过程所依赖的环境物理能量场的基本因素和条件。在生命过程中，不断的吸收与消耗磁场能量，如果机体中的大分子、细胞、组织、器官中的微量磁性物质丧失了磁性，就会导致生物功能的紊乱或生物功能停止。可以说，没有地球的磁场就没有生物，就没有人类，地球磁场是产生生命体的重要因素。

由于地下资源的盲目采掘等对地球结构严重破坏，各种建筑设施中钢筋水泥等对地球表面严重屏蔽，以及各种通讯设施的干扰等因素，削弱和扰乱了地球磁场，使地球的生态平衡受到严重破坏，地球磁场强度呈逐渐衰减的趋势。地球磁场强度已由三十年前的0.7高斯左右，下降到0.4高斯左右。

地球是人类的母亲，人和地球是一个统一的整体。人体的生物磁场赖于地球磁场的补充。地球磁场强度的减弱，使人体生物磁场得不到正常的补充，导致人体生物磁场强度减弱，使现代人普遍存在"缺磁"现象，医学上称之为"磁饥饿症"或"缺磁综合征"。

临床资料显示，人体长期缺磁会导致机体功能紊乱，平衡失调，引发各种疾病：细胞缺磁，就会造成细胞活力低下，加速肌体的衰老；血液缺磁会使血液粘稠度增高，从而导致血液循环不畅，各组织器官发生缺血、缺氧，引发循环系统、神经、泌尿及消化系统发生病变；人体缺磁还会促发神经失调、新陈代谢紊乱、细胞死亡加快，表现出腰酸背痛、心悸、失眠、全身不适等症状。医学研究证实，新生儿细胞的含磁量是老年细胞的几倍到几十倍，青年人血液中的含磁量也明显高于老年人，"磁饥饿症"是老年人血液活力差、血液粘稠、易患心脑血管病的主要原因之一。

4．外界磁场

电线、电缆、通信设施、电器、机械设备等产生的电磁波，会干扰人体的生物磁场，从而影响人体的健康。另外，由侵入人体内部的强磁性物质产生的剩余磁场，如在含有铁磁性物质粉尘下作业的工人，呼吸道和肺部、食道和肠胃系统往往被污染。这些侵入体内的粉尘在外界磁场作用下被磁化，产生剩余磁场，影响人体正常的生物磁场。

第四节 外加磁场的生物效应

外加磁场作用于人体时,外磁场与人体的生物磁场产生耦合共振效应,从而产生相应的生物效应:

阈值效应

磁场的生物磁效应存在一个阈值,生物体受到外磁场强度和梯度作用时,外磁场强度必须超过某一数值,才能产生生物效应,这一数值即为磁场的阈值。超过或达到磁场强度阈值的磁场,叫做阈磁场。在磁场强度大于阈值后,其生物效应随着磁场强度增大而增加。人体不同的生物组织,对磁场的阈值不同。常用 B_c 表示阈磁场,用 $(dB/dx)_c$ 表示阈值磁场梯度。阈磁场与阈值磁场梯度之积用 $(B \cdot dB/dx)_c$ 表示。不同的生物或生命现象具有不同的磁场阈值,如下表所列。

几种生物或生命效应的阈磁场值

对磁场敏感的现象	B/T	对磁场梯度敏感的现象	dB/dx/(T/m)	B·dB/dx/(T^2/m^2)
泥蜗牛的取向	1.5×10^{-4}	阻止人的肿瘤转移	6	2
人的磁闪光效应	0.02	抑制细菌生长	23	35
家兔的中央神经系统	0.08	引起水芹背磁性	50	20
大麦的生长	0.1	小鼠的致死效应	50	100
小鼠胚胎的吸收	0.3	果蝇的致死效应	60	——
小鼠的发育延缓;血液变化;伤愈合;病理变化;阻止肿瘤转移	0.4	抑制肿瘤生长	100	200
酶的活性变化	0.5			
肉瘤细胞氧耗量变化和变性	0.8			
细菌的抑制	1.4			
马铃薯氧耗量变化;小鼠白血病存活	1.8			

共振效应

由于磁场强度和梯度都是矢量，它们可以力、力矩、磁动势、电动势等形式作用于生物体中的"小磁体"上，产生耦合共振效应，耦合磁场的大小、方向和生物效应与外加磁场强度、梯度、频率、作用时间有关。实验证明，不同频率会产生不同的生物效应。在某一频率时，磁场的生物效应特别明显，这种现象称为生物共振现象，这是由于磁场的物理因子符合或接近于生物组织"小磁体"的结构参数或机能参数特征的缘故，又称为生物"频率窗口"效应。

积累效应

当作用于生物体的磁场强度超过阈磁场时，作用时间越长，生物效应越显著，从而产生磁场的积累效应。磁生物效应与磁场剂量（阈磁场强度与作用时间的乘积）成正比。生物体受外界因素作用引起某种生物效应后，经生物体的修复回到正常机能状态所需的时间叫做生物弛豫时间。生物弛豫时间随磁场因子作用时间的拉长而延长。在生物弛豫过程进行完之前，下一个生物效应已经开始，这样生物效应就会形成积累。因此，磁场引起的生物效应就会产生一个记忆效应，即使在停止外加磁场后，其效果仍然能够维持相应的时间。这表明，外加磁场具有积累效应，这种积累效应可以在生物体内产生记忆效应。

层次效应

生物磁场效应的表现有多方面，既有整体效应，也有层次效应。即表现出对不同层次的效应，如对生物分子、细胞的效应，对组织与器官的效应。其表现的效应是有差异的，如磁场可以使胰蛋白酶的活性增加，也能使细胞质的核糖核酸减少；磁场可以使一些细菌的生长受抑制，也可以使荷瘤鼠的生命延长等。

矢量效应

由于磁场强度与磁场梯度是既有大小又有方向的物理量，因此磁场是一种矢量场。磁场强度和方向的变化，可以引起不同的生物效应，这种生物效应称为磁场的矢量效应。

放大效应

在磁场的生物效应中，外加磁场的能量往往不大，却能引起较明显的生物效应，这种现象称为磁场的放大效应。例如地球磁场强度很微弱，约为 0.3－0.5 高斯，但对于信鸽的导航却产生重要作用；生态能量场的平均磁场强度为 2－50 高斯，对于人体的免疫功能、血液循环、新陈代谢，却能起到改善和促进作用。

场形效应

外加磁场产生的生物效应，除了与磁场强度、方向矢量有关，还与磁场的均匀度、疏密度、梯度等方面有关，不同类型的磁场，产生不同的生物效应。例如，小白鼠在均匀磁场中体重减轻较明显，而在非均匀磁场中体重减轻则较少。

第五节 磁场对人体系统的生物效应

磁场对于人体各个系统均会产生不同程度的生物效应,主要体现在以下方面:

磁场对神经系统的生物效应

神经系统是机体内起主导作用的系统,由神经细胞(神经元)和神经胶质组成。神经递质是神经元间的传递物质。研究结果显示。通过磁刺激调节这些神经递质水平可以达到睡眠的目的;脉冲磁场通过改变大鼠不同脑区神经递质的含量来影响其学习能力;在磁场作用后神经系统可释放出具有镇痛效果的一些物质,从而起到镇痛作用。

研究表明,中等强度的磁场可以改变中枢神经系统的功能,极低频的磁场可影响神经细胞的生存和死亡,脉冲磁场可在大鼠身上起到止痛作用,而且没有副作用,可类同吗啡起到的缓和作用。神经突在PC12细胞中的生长对辐射流密度和脉冲磁场的频率很敏感。有研究表明磁场低于0.5T对人类的神经系统有明显的生物效应。郭云琴等报道0.4mT的脉冲磁场可明显提高脑梗塞大鼠的神经功能,减小大鼠脑梗塞灶的面积,且使梗塞软化灶显著减少。魏莉等报道重复性磁刺激后,体外培养的海马神经元的形态无明显变化,细胞活力及抗氧化能力明显提高。对大鼠海马神经元不会造成明显损伤,能够产生神经保护作用。

磁场对中枢神经具有镇静作用,能够促进睡眠,增加睡眠时间,改善睡眠状态。另外磁场具有解痉作用,对胃肠痉挛有较好的缓解作用。

磁场对细胞的生物效应

电磁场可使细胞形态、DNA、RNA、蛋白质合成、跨膜转运、酶活性以及生物遗传等产生显著变化。电磁场通过对蛋白和酶中的过渡金属离子的作用影响酶活性,进而影响酶参与的新陈代谢反应。电磁场对生物膜的离子转运能力的影响会导致一些生理和生化过程的变化,从而影响生物电活动的相关过程。

于玲娜等应用磁感应强度0.08—0.09T的旋磁作用于试管内的离体血液，分别作用于健康人离体血液10、15、20、25、30分钟，然后进行电镜观察，结果发现淋巴细胞、中性粒细胞和单核细胞在磁场作用10、25、30分钟组细胞结构无明显变化，15,20分钟部分标本其细胞结构有一定变化，小淋巴细胞核缩小，位于一侧，并有崩溃，中性粒细胞核缩小，细胞膜不齐，胞浆中出现空泡，单核细胞质内出现核糖聚集现象，呈团状，密度不均，红细胞在磁场作用15分钟组可见体积明显增大，不规则形红细胞较多，而空旋无磁对照组的上述血细胞结构均属正常，作者认为，部分受试者血细胞超微结构的改变，可能与个体差异有关。白细胞在磁场作用下，产生应激反应，使细胞代谢加强，部分细胞发生超微结构的改变，也可能是引起白细胞减少的原因之一。磁场使红细胞体积增大，携氧能力增加，有利于改善组织的供血供氧状态，促进代谢。

王信良等报告，将小鼠置于磁感应强度0.3T的直流电磁场中，每天10分钟，连续2周，结果白细胞数比实验前下降26.5%，停止磁场处理后2周，白细胞数继续下降32.4%，但其变化在正常值范围，作者认为可能是磁场对骨髓造血功能的抑制作用，或是磁场影响白细胞的寿命。

肖畅等报告，应用峰值为15T的脉冲强磁场作用于人T淋巴细胞白血病MT－2细胞及正常人淋巴细胞的体外处理效应，使磁力线垂直通过细胞培养板，经触发按钮发放一个脉冲为处理1次，分别每天处理2、5、10、20次，连续处理4天，结果对正常人淋巴细胞无任何不良影响，但脉冲强磁场对MT－2细胞有明显的影响，细胞增加呈减弱的趋势，尤其经脉冲磁场每天作用20次对MT－2细胞的增加更为延缓。并发现脉冲强磁场对细胞的活力无明显影响，但经磁场处理的MT－2细胞的活力低于未经磁场处理的对照组，且随磁场处理次数的增加而更为明显；脉冲强磁场对正常人淋巴细胞释放可溶性白细胞介素2受体（sIL－2R）无明显影响，但对MT－2细胞释放sIL－2R呈现抑制效应，使其释放减少，尤其以每天磁场处理20次最为明显，说明脉冲强磁场能选择性地抑制白血病细胞生长，即有选择性地抑制肿瘤细胞的生长繁殖。

极低频（ELF）弱磁场作用于细胞的靶点首先是细胞膜。实验研究发现，生物机体对电磁场作用的反应中细胞膜发挥主要作用。电磁场作用的初始位点是细胞膜，使膜表面蛋白质分子产生电泳作用。改变膜表面的电荷分布，调节受配体结合，激活信号传导系统，影响细胞膜上离子通道的电特性，最终导致细胞生命活动的改变。法国Bordeaux大学神经生理实验室发现在50Hz，1mT的正弦磁场照射下，细胞膜对钙离子的通透性增加，胞内钙离子浓度上升。Ottaviani和Rosen等人研究了50Hz工频电磁场和125mT的静磁场对细胞膜离子跨膜转运能力的影响，Jie-FeiShen等人用125mT的静磁场（SMF）作用于大鼠的三叉神经根部的兴奋神经，观察瞬时外向钾电流和延迟整流钾电流的变化，发现照射组较对照组电流有微小的变化，125mT的静磁场可通过改变失活率影响两种电流的失活动力学特征，激活参数没有明显改变。这些发现说明细胞膜在中等强度SMF影响下是有形变的，并且膜上的离子通道的生理特性也受影响的假说是成立的。Adair认为频率小于200Hz，幅度大约为$50\mu T$的磁场可以改变离子通过细胞膜的活动，也有人对此提出疑义，认为在离子和场之间简单直接的互感作用是很微弱的。但K.W.Wang1994年得到结论，静磁场和低频磁场对短杆菌肽通道的影响已通过膜片钳实验记录到，并且能够探测到包含很多通道的膜电导0.3%的变化。C.L.M.Baure等人经过实验证明27mT-37mT的静磁场和频率在7Hz—72Hz，幅值在13mT-114mT的交变磁场的合适组合可以影响细胞膜上钙离子通道蛋白。

磁场对组织的生物效应

磁场能够引起生物组织的磁学性能的变化，磁场对生物介质能产生磁极化现象。生物分子中原子的电子不断围绕原子轨道和自旋运动，从而形成"分子电流"，当处在外加磁场中时，受洛伦兹力的影响，这些电子会改变运动状态，从而改变分子的结构和生物大分子的构象。磁场作用可促进组织细胞带电粒子的运动，调整生物膜的液晶机构，改变细胞膜的通透性，促进代谢过程，加强组织细胞的生长。

据临床观察，有一部分肌肉萎缩的患者，经磁疗后萎缩的肌肉有所改善，也有一部分患者反映，经过磁疗后，皮温升高，对皮肤干皱、瘙痒、过敏的患者，磁疗产品也有一定的疗效。磁场的作用导致电子传递，可使病毒细胞获得或丢失某些电子，从而改变电子层结构使病毒丧失繁殖能力，从而达到抗病毒、杀菌的目的。磁场可以使局部血液循环加强，组织通适性改善，有利于渗出物的消散、吸收，磁场还能提高肌体的非特异免疫力，使白细胞活跃，吞噬能力增强，故而有消炎消肿的作用。磁场的作用导致电子传递，可使病毒细胞获得或丢失某些电子，从而改变电子层结构使病毒丧失繁殖能力。从而达到杀菌的目的。

磁场对血液循环的生物效应

恒定磁场和旋转磁场可改变血液流变特性，降低血液黏度、促进血液循环。在磁场作用下，血液中的带电粒子荷电能力增强，红细胞表面负电荷密度增大。由于同号电荷间的静电斥力增加，促进红细胞聚集性减弱，从而降低血液黏度；血液中其他荷电离子，如钾、钙、钠、氯等，在磁场作用下，荷电能力增强。从而影响离子移动速度，促进血液循环。

磁场对血液循环的影响的研究已进行了很多年，并日益引起人们的关注。席晓莉等人曾做过实验，用脉冲频率20Hz，强度分别为0.25T、0.34T、0.64T三种不同强度的脉冲磁场对小鼠进行40min全身辐照，对照组进行40min假辐照。对处理后的小鼠的学习记忆行为及其血液的自由基和血液流变特性进行测量。结论是：辐照强度0.25T组与对照组的学习记忆能力、自由基特性及血液流变学特性均无显著差别；0.34T强度辐照组的小鼠学习记忆能力明显强于对照组，其SOD比活性、MDA均比对照组显著下降。血液流变学特性除压积增加外，其余无改变；0.64T强度的磁辐照组小鼠的学习记忆能力明显低于对照组，血液的自由基和血液流变学特性无显著改变。

巨宏博等人曾做过脉冲电场和磁场对小白鼠血细胞影响的比较研究实验。得到结论：脉冲磁场对血细胞的影响发生在辐照后一周左右，白细胞总数呈下降趋势，但白细胞分类无差异。而且两周左右自细胞计数便可恢复。

杨春智等人做了低频脉冲磁场对小白鼠白细胞影响的实验,观察了低频脉冲磁场辐照小白鼠使其白细胞变化的规律。实验结果表明。辐照次数少时,即辐照时间短,脉冲磁场促使小白鼠白细胞增加($P<0.05$);而辐照次数多时,即辐照时间长。则引起白细胞数目减少($P<0.01$),从白细胞上升到下降,存在一段不增不减的过程,说明了弱作用引起刺激效应,强作用引起抑制效应。说明磁场对血液微循环的改变在时间和强度上存在"窗口"效应。

红细胞在磁场影响下做圆周运转,也即围绕着自身轴在运转,因而沉降减慢。磁场可使胆固醇和甘油三脂下降,磷脂/胆固醇比值升高,对降低血脂作用明显。

磁场对骨骼的生物效应

低频电磁场可促进骨再生的代谢过程,促使纤维母细胞和成骨细胞较早出现,消除疼痛,减少功能障碍,增强抗生素的杀菌效力等作用。

国内外研究磁刺激治疗骨折不愈合的有很多。张晓军等人观察极低频脉冲电磁场(PEMF)对体外培养成骨细胞增殖、分化、体外矿化的影响,采用频率为15Hz、强度为5mT、占空比为15%的PEMF作用于成骨细胞.检测成骨细胞的增殖、碱性磷酸酶(ALP)活性以及体外矿化指标。结论是:PEMF显著促进成骨细胞增殖和体外矿化,抑制ALP活性作用。

黄仕龙等人做了50Hz正弦波电磁场对大鼠骨骺干细胞分化的生物学影响的研究,结果发现曝磁早期细胞增殖活性改变不明显,正弦波电磁场刺激4d和6d能明显促进细胞的增殖,适当参数的工频正弦波电磁场能促进骨骺干细胞PTHrp蛋白的表达,从而调节其增殖能力,增强分化稳定性,抑制细胞凋亡。

磁场对体液的生物效应

占人体70%-80%的水,广泛分布在生物组织、血液、淋巴和体液中,许多实验结果证实:不论静磁场还是交变磁场都能使体液磁化,被磁化的体液具有许多特性，如介电常数、折射率、电导率、表面张力、黏滞性、红外紫外和可见光吸收谱、X射线衍射谱以及流变特性都会发生不同程度的变化，同时具有一个饱和与记忆效应，既可以在一定时间内达到饱和状态，又可在移走磁场后的一段时间内才能消失。体液的磁化效应和记忆效应，是生态能量场对人体产生作用的重要因素。

在机体中的水液被磁化后，会产生一定的生物效应。这是由于水是生物分子和细胞赖以生存的体液中的重要成分，它以结合水、疏水、亲水等形式结合于离子、生物大分子等元素之上，体液的磁化会改变与体液相关的生物分子和细胞的结构和状态，这就必然导致一些生物效应的出现。

磁化了的体液具有磁性，在磁化水中存在许多"分子电流"，这种"分子电流"是在磁场洛伦兹力作用下传导引起的。体液被磁化后，会产生一系列的生物效应即"磁化效应"，从而使机体能量、信息、功能等发生改变。体液水的磁化理论，可以全面解释体液的磁化效应和机体功能的改变。

临床实验表明，下丘脑——垂体——肾上腺系统、胰岛、甲状腺、性腺等部位对磁场的作用有感受性，磁场能够引起组织代谢变化。因此，磁场有促进内分泌系统和组织新陈代谢的作用。

磁场对酶的生物效应

夏绪刚等应用旋转时磁感应强度为0.08T的旋磁场作用于大鼠颈总动脉区20分钟，观察大鼠缺血再灌注大鼠磷脂酶A2（PLA2）和内皮素（ET）含量的影响，当大鼠全脑缺血30分钟后，再灌注30分钟时，大鼠组织PLA2活性与脑组织和血浆中ET的含量均明显提高，大脑皮层神经细胞及血脑屏障超微结构明显损伤，但如果在再灌注开始时，即用旋磁场作用大鼠，大鼠脑组织PLA2的活性降低，脑组织与血浆中ET含量亦减少，神经细胞与血脑屏障超微结构受损程度比模型组大鼠轻。实验结果表明，旋磁场有抑制磷脂酶A2的活性与减低内皮素含量的作用，对于脑缺血再灌注损伤有防治功效。该作者认为，旋磁场作用使磷脂酶A2活性受抑制与内皮素含量减低的确切机制，有待进一步研究。

刘鸿宇报告，应用磁感应强度0.5mT的交变磁场作用小鼠，每日作用24小时，分别于术后3天、1、2、3周取材，检查脑组织的γ-谷氨酰转移酶的活性，结果交变磁场组术后不同时间γ-谷氨酰转移酶活性呈上升趋势，3周达高峰，达31.8±8.6，而未经磁场作用的对照组为14.4±1.3，提示交变磁场可以增加伤后脑组织γ-谷氨酰转移酶的活性，促进氨基酸摄取和蛋白质合成，有利于修复，认为上述结果对进一步探讨磁场对神经组织的作用和神经组织修复的机制，提供了一种有效的实验方法。

刘焕珠等报告，应用磁感应强度为170，200，250mT的恒定磁场作用于离体小肠，通过翻转小肠袋法，经过恒定磁场作用24小时，使小肠上皮细胞ATP酶活性升高，使小肠葡萄糖转运电位显著升高，可以促进小肠对葡萄糖的吸收作用。

阎秀英等报告，旋磁场对大鼠血清超氧化物歧化酶活性的影响，应用旋转时磁感应强度为40mT的旋磁场作用于大鼠整体与体外血清30分钟后，观察血清超氧化物歧化酶活性与铜锌超氧化物歧化酶活性变化情况，结果表明，上述超氧化物歧化酶的活性均明显增加，并且整体作用与体外实验中超氧化物歧化酶活性的增加幅度近似。该作者指出，在其实验条件下，使超氧化物歧化酶活性的最佳旋转磁感应强度为30mT，最佳作用时间为30分钟，这可能与磁场作用于生物体后，引起生物效应，必须使磁感应强度超过一定值（阈值）有关。

磁场对自由基的生物效应

关于磁场对自由基的影响，国内的研究结果表明，磁场具有清除自由基的作用。杨修益等报告，应用旋转时磁感应强度为183mT的旋磁场作用于离体血30分钟，结果超氧化物歧化酶活性明显升高，而过氧化脂质明显降低，又用磁头作用于人体右上腹部30分钟后，超氧化物歧化酶、总抗氧化能力、谷光甘肽等明显升高，而过氧化脂质则明显下降，说明磁场具有抑制自由基，增强抗氧化能力。自由基是生命衰老的重要原因，因此，磁场具有抗衰老作用。

磁场对血压的生物效应

高血压病的早期，由于高级神经活动障碍，交感神经节节前纤维处于紧张状态，大量分泌乙酰胆碱，神经节内的乙酰胆碱酯酶受到抑制，从而使神经节节后纤维也处于高度兴奋状态，分泌大量的儿茶酚胺类介质。这类介质若作用于 α 受体，引起大部分小静脉痉挛，以致血压升高。通过磁场的作用，可使交感神经节内的乙酰胆碱酯酶的活性提高，从而使原来聚集分泌的乙酰胆碱迅速水解，节后纤维兴奋性随之降低，从而使血压下降。

磁场对疼痛的生物效应

磁场作用可以降低感觉神经的兴奋性，减少对外界的感应性及传导性，因而疼痛减轻，疼痛刺激所引起的反应也随之减弱或消失；磁场作用机体后，使血管扩张，血液循环改善可以起到稀释致痛物质，使其浓度降低，从而减轻或消除疼痛的作用。

人体神经系统的基本活动是兴奋和抑制，而控制这一活动最基本的物质是神经质和水解酶，特别是乙酰胆碱和胆碱酯酶。人体胆碱酯酶有乙酰胆碱酯酶或真性胆碱酯酶和非特异胆碱酯酶或假性胆碱酯酶两大类。前者存在于细胞、红血球表面，脑脊髓、神经干、神经节及肌肉等处；后者存在于肝、胰和血液中。它们对乙酰胆碱均有水解作用，这种能力称为胆碱酯酶的活性。钾离子、氯离子、新斯的明、毒扁豆碱、乙酰胆碱等都可降低胆碱酯酶的活性。酶的活性中心含有微量金属磁性离子，如Fe、Co、Mn、Cr等，磁场对于这些金属离子能够产生相应的作用，加快了磁性离子的运动速率，从而提高了胆碱酯酶的活性。在急性钝挫伤时，由于大量钾离子从损伤细胞中逸出，局部钾离子浓度提高，使胆碱酯酶、单胺氧化酶、组胺酶、激肽酶等被抑制，活性降低；同时也使乙酰胆碱、5-羧色胺、组胺、激肽、缓激肽等介质大量聚集，它们刺激血管，使其通透性增加，从而使大量液体渗出，压迫和刺激神经末梢及感受器，从而引起水肿和疼痛。通过磁场的作用，提高人体酶的活性，致痛物质迅速水解，促进病理状态的好转，达到疼痛症状减退甚至消失的目的。

第六节　恒定磁场与交变磁场的区别

外加磁场产生的生物效应，取决于外加磁场的性质。外加磁场大体上可分为恒定磁场和交变磁场两种类型，其区别在于：

恒定磁场

恒定磁场是通过磁体自身产生磁场，其生物效应的主要因素是磁场强度、磁场梯度（即磁场或磁力线的均匀度）、磁场方向和作用时间，场强和方向不随时间变化而改变。其主要特征是，恒定磁场只会产生单纯的磁效应，磁场强度是恒定的，生物效应相对稳定，持续性较高，环保性好，副作用可控或较少，安全系数较高。

交变磁场

交变磁场是通过电流的电磁感应产生的感应磁场，其生物效应的主要因素是场强、方向、时间和频率，交变磁场的场强和方向随时间变化，从而产生不同频率的交变磁场。交变磁场按频率分又有低频和高频，按波形分有正弦、脉动和脉冲形等。其主要特征是，交变磁场除了产生磁效应外，还能产生生物电流，磁场强度和频率可控，生物效应的靶向性和针对性较强，易产生电磁辐射，安全系数相对较低。

第五章 养 生

第一节 养生的基本概念

养生的涵义

养生，是人类通过颐养生命、增强体质、预防疾病，实现祛病延年、健康长寿的方法。养，即保养、调养、补养之意；生，就是生命、生存、生长之意。顾名思义，养生就是保养生命的意思。生态能量养生就是运用适合人体生理状态的养生理论和方法，补充和调节人体的能量和信息，维护健康，调养生命。

中国的养生文化历史悠久，可以上溯到秦汉乃至轩辕时代，现代的养生观念是古代养生观的继承和发展。养生有以下几个方面的涵义：

保养生命，维持生计。

汉·荀悦《申鉴·政体》："故在上者，先丰民财以定其志，帝耕籍田，后桑蚕宫，国无游民，野无荒业，财不虚用，力不妄加，以周民事，是谓养生。"唐·韩愈《与李翱书》："仆之家本穷空，重遇攻劫，衣服无所得，养生之具无所有。"田北湖《论文章源流》："夫鸟兽杂处，角力以养生。"

摄养身心使长寿。

《庄子·养生主》："文惠君曰：'善哉！吾闻庖丁之言，得养生焉。'"

宋·陆游《斋居纪事》："食罢，行五十七步，然后解襟褪带，低枕少卧，此养生最急事也。"

清·袁枚《随园诗话》卷二："同年储梅夫宗丞，能养生，七十而有婴儿之色。"

畜养生物。

宋·司马光《涑水记闻》卷十四："赵阅道为人清素,好养生,知成都,独与一道人及大龟偕行。"

利于生存的环境。

《孙子·行军》："凡军好高而恶下,贵阳而贱阴,养生而处实,军无百疾,是谓必胜。"张预注："养生,谓就善水草放牧也;处实,谓倚隆高之地以居也。"

生育。

《史记·日者列传》："而以义置数十百钱,病者或以愈,且死或以生,患或以免,事或以成,嫁子娶妇或以养生:此之为德,岂直数十百钱哉!"鲁迅《集外集拾遗补编·娘儿们也不行》："'养生'得太多了,就有人满之患。"

奉养父母。

《孟子·离娄下》："养生者不足以当大事,惟送死可以当大事。"

焦循《孟子正义》："孝子事亲致养,未足以为大事,送终加礼,则为能奉大事也。"

汉·董仲舒《春秋繁露·五行之义》："圣人知之,故多其爱而少严,厚养生而谨送终,就天之制也。"

清·百一居士《壶天录》卷上："送死养生,立后继绝。"

休养生息。

休养:休息保养;生息:人口繁殖。指在战争或社会大动荡之后,减轻人民负担,安定生活,恢复元气。

唐·韩愈《平淮西碑》："高宗中睿,休养生息。"

汉·班固《汉书》："汉兴,扫除繁苛,与民休息。……五六十载之间,至于移风易俗,黎民醇厚,周云成康,汉言文景,美矣!"

古代养生观

现代养生理论继承和发展了古代养生观,古代养生观可概括为以下几个方面:

1. 清静无为

清静,在这里主要指的是心神宁静;无为指的是不轻举妄动。具体地说,就是《道德经》所说的"少私寡欲"。这种清静无为以养神长寿的思想,一直为历代养生家所重视,浸透到养生学中养精神、调情志、气功导引、健身功法等各方面。

2. 贵柔,返朴归真

道家学派创始人老子在实际生活中观察到,新生的东西是柔弱的,但却富有生命力;事物强大了,就会引起衰老。他在《道德经》中指出:"坚强者,死之徒;柔弱者,生之徒"。如果经常处在柔弱的地位,就可以避免过早地衰老。所以,老子主张无欲、无知、无为,回复到人生最初的单纯状态,即所谓"返朴归真"。

3. 形神兼养

老子思想的继承和发展者,道家学派的主要代表人物庄子,倡导去物欲、致虚静以养神,顺四时、合天地以养形,内外兼修,形神共养。《庄子·刻意》说:"吐故纳新,熊经鸟申,为寿而已。此道引之士、养形之人,彭祖寿考者所好也"。由此可见,我国古代养生就是用于防病治病、健康长寿防病的方法。

生态能量养生即从容养生法,就是运用适合人体生理状态的养生理论和方法,补充和调节人体的能量和信息,维护健康,调养生命。生态能量养生是一种自然疗法,是量子医学、生物电磁学、中医学、生态学理论的总结与体现,其主要功效在于运用外加生态能量场补充人体的生物磁场,补充人体的正能量,提高机体免疫力,强化人体自愈力,促进血液循环,解除机体疲劳,防患于未然,预防和治疗疾病,延长寿命。

第二节 中医学的养生观

治未病、天人合一、以通为用、阴阳平衡、道法自然是中医养生的基本观念,也是中医学预防疾病和康复治疗的重要理念,是中华民族繁衍昌盛的养生法则。

治未病的养生观

"治未病"理论是中医学的预防医学思想和养生保健法则,是祖国医学对现代预防医学的巨大贡献。"治未病"被国际上评价为"最先进、最超前的预防医学"。

《素问·四气调神大论》:"是故圣人不治已病治未病,不治已乱治未乱,此之谓也。夫病已成而后药之,乱已成而后治之,譬犹渴而穿井,斗而铸兵,不亦晚乎。"《灵枢·逆顺》:"上工刺其未生者也,其次刺其未盛者也,其次刺其已衰者也。下工刺其方袭者也,与其形之盛者也,与其病之与脉相逆者也。方其盛也,勿敢毁伤;刺其已衰,势必大昌。故曰:上工治未病,不治已病,此之谓也。"。《素问·阴阳应象大论》:"善治者治皮毛,其次治肌肤,其次治筋脉,其次治六腑,其次治五脏。治五脏者,半死半生也。"

中医学的开山鼻祖,被世人敬之为"神医"的扁鹊在《难经·第七十七难》对"上工治未病"做了阐释:"所谓治未病者,见肝之病,则知肝当传之与脾,故先实其脾气,无令得受肝之邪,故曰治未病焉。中工者,见肝之病,不晓相传,但一心治肝,故曰治已病也。""医圣"张仲景在《金匮·脏腑经络先后病脉证第一》也对"上工治未病"做了更加具体的解读:"夫治未病者,见肝之病,知肝传脾,当先实脾,四季脾旺不受邪,即勿补之;中工不晓相传,见肝之病,不解实脾,惟治肝也。"被世人尊奉为"药王"的唐代医学家孙思邈亦总结出"上工治未病,中工治欲病,下工治已病"的理论,强调治未病的重要性。人体的状态不外三种:健康状态、疾病状态以及二者之间的亚健康状态。健康状态可理解为"未病"，疾病状态为"已病"，亚健康状态为"欲病"。

"上工治未病"包括未病先防、已病防变、已变防渐等多个方面的内容，这就要求人们不但要治病，而且要防病，不但要防病，而且要注意控制病变发生的趋势、并在病变未产生之前就想好能够采用的救急方法，这样才能掌握疾病的主动权，达到"治未病"的"上工之术"。

"上工"即指良医。是"见色知病，按脉知病，问病知处"的高明医生。清代医家张隐庵说："能参合而行之者，可以为上工。"所谓"参合而行之"，是指脏腑阴阳、色脉气血、皮肤经脉内外相应，能参合而行之。即周详诊察，精细判断，能洞悉色脉、皮肤、异气、顺逆、生克制约者。所谓"治未病"，很多人把"未病"理解"无病"。作者认为，"未病"包涵"无病"和"病将发作"两个方面，即"健康"和"亚健康"两个方面。《黄帝内经》要求人们，在无病的健康状态时，要顾护自己的身体，做好养生保健，保持良好的体魄，防止疾病的侵袭。正如《素问·上古天真论》所说的"虚邪贼风，避之有时，恬淡虚无，真气从之，精神内守，病从安来？"在"病将发作"，似病非病的"亚健康"状态时，就要及时采取治疗措施，防微杜渐，遏制疾病的发生，防患于未然。当疾病发生时，要积极治疗，急者治其标，缓者治其本，或者标本兼治，防止疾病的发展和传变，避免后患。因此，"治未病"理论的实质就是未病先防，既病防变，既变防渐，病愈防复，强调遏制疾病的发生、传变和发展，阐明了疾病在未发、似发未发、既发各个阶段的科学态度和防止措施。

中医藏象学说认为，脏腑之间，是相互关联、相互影响、相互制约的。一脏有病，可以影响他脏。治病时必须照顾整体，治其未病之脏腑，以防止疾病之传变。"见肝之病，知肝传脾，当先实脾。"就是说如发现肝脏疾病，应该认识到肝病最易传脾，在治肝的同时，当先调补脾。这就是治脾胃之未病。其目的在于使脾正气充实，不受侵袭。反之，见肝之病，不知道实其脾，惟治其肝，这是缺乏整体观的治疗方法，自然不能得到满意的效果。

量子医学与中医学的"治未病"理论，可谓殊途同归。量子医学是建立在量子力学、量子生物学、量子药理学和生命信息学基础上的现代医学新门类。它将医学从细胞层次推进到了构成人体的基本微粒——量子态层次,从微观医学的层面探索生命的奥秘。目前,已经发展为可以用量子医学原理来阐明生物分子的结构及其功能,并且进一步阐明细胞的分化和新陈代谢的机理、遗传和变异、衰老和癌变、药物的应用等领域。量子检测功能在医学领域的应用,能够提前预报发病前兆及症状,发现早期癌症、糖尿病、心脑血管等各种疾病和潜伏隐患,早期预防和治疗疾病,为治愈当今世界众多"不治之症"开辟了新途径。因此,量子医学是中医学"治未病"理论的发展,量子医学将为真正实现"治未病",开拓出一条绿色的生命通道。

天人合一的养生观

"天人合一"中医学养生观的重要组成部分,它包含两个方面的内容:一方面人与自然环境是一个统一的整体;一方面人体本身是一个统一的整体。

1. 人与自然环境是统一的整体

人与自然有着统一的本原和属性,人产生于自然,人的生命活动规律必然受自然环境的规定和影响。人与自然的物质统一性决定生命和自然运动规律的统一性。

《黄帝内经·素问·宝命全形论》曰:"人与天地相应也,与日月相参也。"中医学的整体观念强调人体内外环境的整体和谐、协调和统一,认为人体是一个有机整体,既强调人体内部环境的统一性,又注重人与外界环境的统一性。所谓外界环境是指人类赖以存在的自然和社会环境。现代系统论认为,生命系统包括细胞、器官、生物体、群体、组织、社区、社会,以及超国家系统8个层次,在环境中,根据不断变化的物质流、能量流和信息流,调节无数的变量而维持生存。

天人关系是中国古代哲学的基本问题。在中国古代哲学中,天的含义大体有三:一是指自然之天,二是指主宰之天,三是指义理之天;人的含义大体有二:一是指现实中认知的主体或实践主体,二是指价值意义上的理想人格。天人关系实质上包括了人与自然、社会的关系。天和人有着物质的统一性,有着共同的规律。中医学根据朴素的唯物主义"天人合一"说,用医学、天文学、气象学等自然科学材料,论证并丰富了天人合一说,提出了"人与天地相参"(《素问·咳论》)的天人合一观,强调"善言天者,必有验于人"(《素问·举痛论》),把人的需要和对人的研究,放在天人关系理论的中心地位。

人类生活在自然环境之中,自然环境存在着人类赖以生存的必要条件。自然环境的运动变化又可以直接或间接地影响着人体,机体则相应地发生生理和病理上的变化。天人合一观认为,天有三阴三阳六气和五行的变化,人体也有三阴三阳六经六气和五脏之气的运动。自然界阴阳五行的运动变化,与人体五脏六腑之气的运动是相互影响、相互感应的。所以,人体与自然界息息相通,密切相关。人类能够适应自然、改造自然,从而保持健康,生存繁衍,这就是人体内部与自然环境的统一性。其具体体现在如下几个方面:

人禀天地之气而生存:中医学认为世界本原于气,是阴阳二气相互作用的结果。天地是生命起源的基地,天地阴阳二气的对立统一运动,为生命的产生提供了最适宜的环境。《素问·宝命全形论》曰:"人生于地,悬命于天,天地合气,命之曰人","天覆地载,万物悉备,莫贵乎人。"生命是自然发展到一定阶段的必然产物,人和天地万物一样,都是天地形气阴阳相感的产物,是物质自然界有规律地变化的结果。人类产生于自然界,自然界为人类的生存提供了必要条件,故曰:"天食人以五气,地食人以五味"(《素问·六节脏象论》)。新陈代谢是生命的基本特征,生命既是自动体系,又是开放体系,它必须和外界环境不断地进行物质、能量和信息交换。人体是一个复杂的系统,气是构成人体的基本物质,也是维持生命活动的物质基础。气经常处于不断自我更新和自我复制的新陈代谢过程中,从而形成了气化为形、形化为气的形气转化的气化运动。没有气化运动就没有生命活动,气机的升降出入是气化运动的基本形式,故曰"非出入则无以生长壮老已,非升降则无以生长化收藏","出入废则神机化灭,升降息则气立孤危"(《素问·六微旨大论》)。总之,人类是自然界的产物,又必须在自然界中生存。

自然界对人体的影响:人和自然相统一,人与自然有着共同规律,均受阴阳五行运动规律的制约,而且在许多具体的运动规律上又有互通互应的关系。人的生理活动随着自然界的运动和自然条件的变化而发生相应的变化。"人之常数"亦即"天之常数"(《素问·血气形志》),"天地之大纪,人神之通应也"(《素问·至真要大论》)。倘若违背了自然规律,将导致不良后果,所谓"至数之机……其往可追,敬之者昌;慢之者亡"(《素问·天元纪大论》)。自然界中,四时气候、地土方宜等均给予人的生命活动与疾病以深刻的影响。

季节气候对人体的影响:"人能应四时者,天地为之父母"(《素问·宝命全形论》)。一年四时气候呈现出春温、夏热、秋燥、冬寒的节律性变化,因而人体也就相应地发生了适应性的变化,如"春弦夏洪,秋毛冬石,四季和缓,是谓平脉"(《四言举要》)。天气炎热,则气血运行加速,腠理开疏,汗大泄;天气寒冷,则气血运行迟缓,腠理固密,汗不出。这充分地说明了四时气候变化对人体生理功能的影响。人类适应自然环境的能力是有一定限度的。如果气候剧变,超过了人体调节机能的一定限度,或者机体的调节机能失常,不能对自然变化作出应性调节时,人体就会发生疾病。有些季节性的多发病或时令性的流行病有着明显的季节倾向,如"春善病鼽衄,仲夏善病胸胁,长夏善病洞泄寒中,秋善病风疟,冬善病痹厥"(《素问·金匮真言论》)。此外,某些慢性宿疾,如痹证、哮喘等,往往在气候剧变或季节更替时发作或加剧。

昼夜晨昏对人体的影响:天地有五运六气的节律性的周期变化,不但有"年节律"、"月节律",而且还有"日节律"。人体气血朋阳运动不仅随着季节气候的变化而变化,而且也随着昼夜的变化而发生节律性的变化。如人体的阳气,随着昼夜阳气的朝始生、午最盛、夕始弱、夜半衰的波动而出现规律性的波动。故曰:"阳气者,一日而主外,平旦人气生,日中而阳气隆,日西而阳气已虚,气门乃闭"《素问·生气通天论》)。在病理上,一般而言,大多白天病情较轻,傍晚加重,夜间最重,呈现出周期性的起伏变化。故曰:"百病者,多以旦慧昼安,夕加夜甚"(《灵枢·顺气一日为四时》)。

地区方域对人体的影响:地理环境是自然环境中的重要因素。地理环境包括地质水土、地域性气候和人文地理、风俗习惯等。地理环境的差异，在一定程度上，影响人们的生理机能和心理活动。中医学非常重视地区方域对人体的影响。生长有南北，地势有高低，体质有阴阳，奉养有膏粱藜藿之殊，更加天时有寒暖之别，故"一州之气，生化寿夭不同，受病亦有深浅之异。"（《素问·五常政大论》）。一般而言，东南土地卑弱，气候多湿热，人体腠理多疏松，体格多瘦削；西北地处高原，气候多燥寒，人体腠理多致密，体格多壮实。人们长期生存在特定地理环境之中，逐渐形成了机能方面的适应性变化。一旦易地而居，环境突然改变，个体生理机能难以迅即发生相应的适应性变化，故初期会感到难以适应，有的甚至会因此而发病，这就是所谓"水土不服"。总之，地理环境不同，形成了生理上、体质上的不同特点，因而不同地区的发病情况也不尽一致。

社会对人体的影响：从本质上说，人是现实社会中一切社会关系的总和。人既有自然属性，又有社会属性。社会是生命系统的一个组成部分，人从婴儿到成人的成长过程就是由生物人变为社会人的过程。人生活在社会环境之中，社会生态变迁与人的身心健康和疾病的发生有着密切关系。社会角色、地位的不同，以及社会环境的变动不仅影响人们的身心机能而且疾病的构成也不尽相同。"大抵富贵之人多劳心，贫贱之人多劳力；富贵者膏粱自奉，贫贱者藜藿苟充；富贵者曲房广厦，贫贱者陋巷茅茨；劳心则中虚而筋柔骨脆，劳力则中实而骨劲筋强；膏粱自奉者脏腑恒娇，藜藿苟充者脏腑恒固；曲房广厦者玄府疏而六淫易客，茅茨陋巷者腠理密而外邪难干。故富贵之疾，宜于补正，贫贱之疾，易于攻邪"（《医宗必读·富贵贫贱治病有别论》）。太平之世多长寿，大灾之后，必有大疫，这是朴素的社会医学思想。随着科学的发展，社会的进步，社会环境的变迁，对人的身心机能的影响也在发生变化。现代社会的"多科技综合征"、"富贵病"、"抑郁症"、"慢性疲劳综合征"等的发生与社会因素有着密切关系。总之，中医学从天人合一的整体观念出发，强调研究医学应上知天文，下知地理，中知人事，治病宜不失人情，"不知天地人者，不可以为医"（《医学源流论》）。

中医学的天人合一观强调人与自然环境、人与社会环境的和谐一致,人和自然、人与社会有着共同的规律,人的生长壮老已受自然规律和社会规律的制约,人的生理病理也随着自然的变化而产生相应的变化。人应通过养生等手段,积极主动地适应自然,加强人性修养,培养"中和"之道,建立理想人格,与社会环境相统一,才能构建社会主义和谐社会。但是,人的适应能力是有限的,一旦自然环境和社会环境变化过于剧烈,或个体适应调节能力较弱,不能对社会或自然环境的变化作出相应的调整,则人就会进入非健康状态,乃至发生病理变化而罹患各种疾病。

2. 人体本身是一个统一的整体

整体观念是中医学的特点。整体就是统一性和完整性。中医学非常重视人体本身的统一性、完整性及其与自然界的相互关系,认为人体是一个有机整体,构成人体的各个组成部分之间,在结构上是不可分割的,在功能上是相互协调相互为用的,在病理上是相互影响着的。同时也认识到人体与自然环境有密切关系,人类在能动的适应自然和改造自然的斗争中,维持着机体的正常生命活动。这种内外环境的统一性,机体自身整体性的思想,就是中医学的整体观念。整体观念是古代唯物论和辩证法思想在中医学理论中的体现,它贯穿到中医学的养生、生理、病理、诊断、辨证、治疗等各个方面。

人体是由若干脏腑、组织和器官所组成的。每个脏腑、组织或器官各有其独特的生理功能,而这些不同的功能又都是人体整体活动的一个组成部分,这就决定了人体内部的统一性。也就是说,人体各个组成部分之间,在结构上是不可分割的,在生理上是相互联系、相互支持而又相互制约的,在病理上也是相互影响的。人体的这种统一性,是以五脏为中心,配以六腑,通过经络系统"内属于腑脏,外络于肢节"的作用而实现的。五脏是代表着整个人体的五个系统,人体所有器官都可以包括在这个五个系统之中。人体以五脏为中心,通过经络系统,把六腑、五体、五官、九窍、四肢百骸等全身组织器官联系成有机的整体,并通过精、气、血、津液的作用,完成机体统一的机能活动。

中医学整体观念认为,人体正常的生理活动一方面依靠各脏腑组织发挥自己的功能作用，另一方面则又要靠脏腑组织之间相辅相成的协同作用和相反相成的制约作用，才能维持其生理上的平衡。每个脏腑都有其各自不同的功能，但又是在整体活动下的分工合作、有机配合，这就是人体局部与整体的统一。

在认识和分析疾病的病理状况时，中医学也是首先从整体出发，将重点放在局部病变引起的整体病理变化上，并把局部病理变化与整体病理反应统一起来。一般来说，人体某一局部的病理变化，往往与全身的脏腑、气血、阴阳的盛衰有关。由于脏腑、组织和器官在生理、病理上的相互联系和相互影响，因而就决定了在诊治疾病时，可以通过面色、形体、舌象、脉象等外在的变化，来了解和判断其内在的病变，以作出正确的诊断，从而进行适当的治疗。

在治疗局部病变时，也必须从整体出发，采取适当的措施。如，心开窍于舌，心与小肠相表里，所以可用清心热泻小肠火的方法治疗口舌糜烂。他如"从阴引阳，从阳引阴，以右治左，以左治右"《素问·阴阳应象大论》），"病在上者下取之，病在下者高取之"（《灵枢·终始》）等等，都是在整体观指导下确定的治疗原则。

以通为用的养生观

经络、气血、脏腑以通为用，是中医学的养生观之一。

经络是人体经脉和络脉的总称，它是人体气血运行的通道。经络的主要功能是运行全身气血，它"内属于脏腑，外络于肢节"，联络各个脏腑、肢体、肌肉、组织、关节，沟通上下内外，从而将人体各部分联接成为一个有机的统一整体。经络学说是研究人体经络系统的生理功能、病理变化及其与脏腑关系的学说，是中医学理论体系的重要组成部分。经络学说体现了中医学高度科学的生理解剖学思想，对于临床各科的诊断治疗都有重要的指导意义，特别是中医学的针灸、推拿、养生理疗，都是以经络学说为理论基础。

气血，是中医对人体内气和血的统称。中医学认为气与血各有其不同作用而又相互依存，以营养脏器组织，维持生命活动。

气是人体最基本的物质，由肾中的精气、脾胃吸收运化水谷之气和肺吸入的空气几部分结合而成。气是运行在人体内的一种精微物质，具有极强的的能量和活动力，激发和推动机体器官的功能活动。气包括五脏之气和经脉之气，气的作用主要是温养机体和抵御外邪的入侵，同时参与脏腑功能的新陈代谢。气具有温煦作用、推动作用、防御作用和固摄作用。

血，即流动于经脉中的红色血液。血是由食物进入胃经过消化分解成为支持生命新陈代谢的重要原料、营养物质，即为津液，津液通过经络渗入血脉之中，成为化生血液的基本成分之一。津液使血液充盈，并濡养和滑利血脉，而血液环流不息。故曰："中焦出气如露，上注溪谷，而渗孙脉，津液和调，变化而赤为血。"血的功能有两方面：其一，调养形体、脏腑、经络、骨骼和毛窍。血盛则形健、面红润、皮肤光滑、毛发润泽、关节灵活；其二，血液是精神活动的物质基础。血盛则神清气爽、思维敏捷。血不足则精神恍惚、心悸不安。

脏腑是人体内脏的总称，包括构成人体的基本结构——五脏、六腑、奇恒之腑等全身组织器官的生理、病理及其相互关系。中医学把内脏分为五脏、六腑和奇恒之府三大类：五脏是心、肝、脾、肺、肾；六腑是胆、胃、大肠、小肠、膀胱和三焦。奇恒之府系指脑、髓、骨、脉、胆和女子胞。

五脏的作用是储藏精气津液，六腑是主出纳转输。但是脏腑的功能，并不是各自为政，而是在相互依存、互相制约的情况下，各负其责，构成一个完整的机体。不但在人体内部脏与腑、腑与脏之间相互联系、脏腑之间互为表里，而且与外界自然环境的变化、四时气候的转移、精神活动等方面，都是息息相关，互为影响。

心、肝、脾、肺、肾为五脏，其特点为实质性器官，其主要功能是化生和贮藏气血精津液。小肠、胆、胃、大肠、膀胱、三焦为六腑，其特点是为空腔性器官，其主要功能是受纳和腐熟水谷，传化和排泄糟粕。正如《素问·五脏别论》说："所谓五脏者，藏精气而不泻也，故满而不能实；六腑者，传化物而不藏，故实而不能满也"。脑、髓、骨、脉、胆、女子胞为奇恒之腑，"奇"是异的意思，"恒"是常的意思，因其形同于腑，功同于脏，故有其特殊性。其中胆，有一般腑"泻而不藏"的共性，故为六腑之一，但其排泄的胆汁，并非糟粕，而是精汁，又与一般腑有所不同，故又属于"奇恒之腑"。

《黄帝内经·经脉篇》说："经脉者，所以决死生，处百病，调虚实，不可不通。"《素问·举痛论》曰："痛而闭不通矣。"《证治要诀》云："痛则不通，通则不痛。"意思是说发生疼痛性疾病的病因是人体经络、气血、脏腑系统的闭塞不通；人体的经络、气血、脏腑的畅通，则不会发生疼痛性疾病。

以通为用是中医学的养生观。人体经络畅通，气血调达，脏腑和顺，则身体健康，百病不生。

阴阳平衡的养生观

阴阳是中国古代朴素唯物主义哲学观。阴阳是对自然界相互关联的某些事物和现象对立双方的概括。阴和阳，既可以代表相互对立的事物，又可以分析一个事物内部所存在的相互对立的两个方面。阴阳学说认为，世界是物质的整体，世界本身是阴阳二气对立统一的结果。宇宙间的任何生物，都包含着阴和阳相互对立的两个方面，如白昼和黑夜，天气晴朗和阴雨、炎热和寒冷，运动和停止等等。阴和阳对立统一的矛盾运动，是宇宙间一切事物内部所固有的，宇宙间一切事物的发生、发展和变化，都是阴和阳对立统一的矛盾运动的结果。

《黄帝内经》首先提出了阴阳学说，并贯穿在中医学理论体系的各个方面，用来说明人体的组织机构、生理功能以及疾病的发生发展规律，并指导临床的诊断、治疗和理法方药。

《素问·阴阳应向大论》曰：阴阳者，天地之道也，万物之纲纪，变化之父母，生杀之本始，神明之府也。治病必求于本。故积阳为天，积阴为地。阴静阳躁，阳生阴长，阳杀阴藏。阳化气，阴成形。寒极生热，热极生寒。寒气生浊，热气生清。清气在下，则生飧泄；浊气在上，则生（月真）胀。此阴阳反作，病之逆从也。

人体和生命是由于阴阳运动、阴阳气化所产生，凡是运动的、正向阳光的、外向的、明亮的、上升的、温热的都属于阳；凡是静止的、背向阳光的、内守的、晦暗的、下降的、寒凉的，都属于阴。以天地而言，天气轻清为阳，地气重浊为阴；以水火而言，水性寒而润下属阴，火性热而炎上属阳；对于自然现象而言，则日为阳，月为阴；天为阳，地为阴，昼为阳，夜为阴；对于人体来讲，头为阳，足为阴，体表为阳，内脏为阴，六腑为阳，五脏为阴，气为阳，血为阴。如果人体阴阳保持平衡，那么人的气血充足，精力充沛，五脏安康，人的气色就会非常好，具有强健的生命活力和心理承受能力，保持健康的生理功能。

阴阳平衡是中医学理论中重要的养生法则。阴阳平衡是生命健康的根本。阴阳平衡则人健康、有神；阴阳失衡人就会患病、早衰，甚至死亡。所以养生的目的就是维系生命的阴阳平衡。《素问·生气通天论》中曰："阴平阳秘，精神乃治，阴阳离决，精气乃绝。"阴与阳相互对抗、相互制约和相互排斥，以求其统一，取得阴阳之间的相对的动态平衡，阴气平和，阳气固密，阴阳平和协调保持相对平衡，则身体健康，精神愉快，称之为"阴平阳秘"。反之，如果阴阳失去平衡，就会影响健康，甚至发生严重的疾病。

中医学十分注重人体的阴阳平衡，其养生和医疗的基本理念是：阴阳双方的消长转化保持协调，既不过分也不偏衰，呈现一种协调的状态，维持脏腑平衡、寒热平衡及气血平衡，其实质是阳气与阴精的平衡，也就是人体各种功能与物质的协调。当人体维持在一个阴阳平衡的状态，即"阴平阳秘"的状态时，病邪就不会侵入人体，致病因子就无法使身体发生疾病。诚如《素问·上古天真论》所言："虚邪贼风，避之有时，恬淡虚无，真气从之，精神内守，病安从来。"达到"正气存内，邪不可干"（《素问·刺法论篇》）的养生保健效果。

道法自然的养生观

老子在《道德经》第二十五章中说："人法地，地法天，天法道，道法自然。"

什么是"道"？孔子在《易传·系辞》中作了精辟的解答："一阴一阳为之道"。道家学派的创始人老子认为："道生一，一生二，二生三，三生万物。万物负阴而抱阳。"宇宙万物是由"道"造化创生而来的。人依从于地，地依从于天，天依从于规则，规则依从于宇宙。"道法自然"是《道德经》的核心思想，也是古代养生文化的思想渊源。"道"是创生宇宙万物的总根源，是宇宙万物得以生存与繁衍的法则，"天道即人道"；"法"是效法、遵守法则的意思；"自然"，有两个方面的涵义，一方面是宇宙，是自然规律，一方面是自然而然的自然，即"无状之状"、"为而不争"的状态。道法自然即效法或遵循自然，也就是说万事万物的运行法则都是遵守自然规律的。最能表达"道"就是自然规律，包括自然之道，社会之道，为人之道，养生之道。

道家认为，人身乃小天地，天地是大宇宙，人身是小宇宙，人和自然是一个统一的整体。人类的休养生息，不能违背自然规律，逆天背道。应当顺应自然，日出而作，日落而息，顺应四季变化，做到有节有序，善始善终。顺时应天，珍视生态环境和自然资源，修心养性，知足常乐。最终实现人的修身立命，健康长寿。总之，道法自然、天人相应是道家养生文化的基本思想。"回归自然，返璞归真"，是对"道法自然"最贴切的诠释。

第六章 人体的自我修复能力

第一节 自愈力法则

人体的自愈系统

人体的自愈系统是生命储存、补充和调动自愈力以维持机体健康的协同性动态系统，人体自愈力是生命稳定和平衡的自我恢复机制。自愈是人体和其他生命体，在遭遇外来侵害或出现内在变异等危害生命的情况下，维持个体存活的一种生命现象，具有自发性、非依赖性和作用持续性等特点。自愈的过程是通过机体内在的自愈系统，以自愈力为表现方式，排除外在或内在因素对人体和其他生命体的侵害，修复已经造成的损害，完成生命的延续。

人体与诸多生命体，都存在一个与生俱来、自发作用的自愈系统，使生命得以维持健康状态，避免在来自外界的物理、化学、微生物等侵害中丧失生命力。自愈系统是生物储存、补充和调动自愈力以维持机体健康的协同性动态系统。对于包括人类在内的高等级动物，自愈系统包含免疫系统、应激系统、修复系统（愈合和再生系统）、内分泌系统等若干个子系统，当其中任何一个子系统产生功能性、协调性障碍或者遭遇外来因素破坏，其他子系统的代偿能力都不足以完全弥补，自愈系统所产生的自愈能力就必然会降低，从而在生物体征上显现为病态或者亚健康状态。

人体的自愈力

自愈系统发挥作用的能力就表现为自愈力。自愈力就是生物依靠自身的内在生命力，修复肢体缺损、摆脱疾病与亚健康状态、依靠遗传获得的维持生命健康的能力。因此，自愈力是生命的本能。自愈力相对于他愈力而存在，包含三个核心属性：遗传性、非依赖性、可变性。

遗传性：一切生物的自愈力都包含在遗传信息当中，通过遗传来获得；

非依赖性：自愈力发生作用的时候，除维持生命的基本要素外，生物可以不依赖其他任何外在的条件；

可变性：自愈力的强弱受生物自身生命指征强弱的直接影响，同时受到外在环境的影响以及生命体与环境物质交换状况的影响，可以向正反两个方向变化。

自愈力来自于人体的自愈系统，它的内涵中除了通常所说的针对致病微生物的免疫能力外，还有排异能力、修复能力（愈合和再生能力）、内分泌调节能力、应激能力，具体包含了断裂骨骼的接续、粘膜的自行修复或再生、皮肤和肌肉以及软组织愈合、通过免疫系统杀灭肿瘤和侵入人体的病菌病毒、通过减食和停止进食的方式恢复消化道机能、通过发热的物理方式辅助杀灭致病微生物等与生俱来的能力，通过睡眠修复肢体缺损，恢复机体功能。此外，呕吐、腹泻和咳嗽等也是自愈力发挥作用的保护性机制。自愈力在中医学上体现在真气、元气、正气、肾气、阳气等气化运动过程中，与此相反，中医学中的邪气、阴气、瘴气、六淫等，则是致病力的体现。

现代人普遍工作和生活在压力的环境里，思想焦虑、肢体疲劳，膳食结构不合理，不断受到饮食污染、空气污染、药物污染、以及噪音、辐射等污染的侵害，再加上吸烟、酗酒和不当用药等因素，经常处于亚健康状态，癌症、心脑血管病、糖尿病等危及生命的疾病发病率越来越高，巩固和提高自愈力，对于强化生命力，提高生命质量，具有十分重要的意义。

随着医学的发展，人们越来越多地依赖于药物"代替"身体器官的抗病能力，逐渐忽视失了自愈力这一重要的健康本能。药物使人体自身的自愈力也受到了削弱，药物的副作用加速了生命体细胞组织的老化。世界卫生组织（WHO）呼吁，要摆脱"对药物的依赖"，拥有真正的健康就应从增强人体自身的自愈力着手，修缮人体各器官功能，帮助机体维持并恢复自主健康的能力。这是人类对于生命的呼唤，也是未来生命科学发展的大趋势。

提高自愈力应做好以下几点：

1. 树立"预防重于治疗"的意识，提高防御风险的能力。
2. 合理膳食，注意饮食营养卫生，保持良好的生活习惯。
3. 按时作息，顺应生物钟的生态节律。
4. 积极参加体育锻炼，增强身体素质，提高防病抗病能力。
5. 提高自身修养和道德情操。
6. 保持良好的心态。
7. 亲近自然，热爱生活。
8. 注重养生，避免或减少用药。

提高机体自愈力，是生态能量养生的主要功效。生态能量养生产品，通过补充人体生物磁场，补充身体的正能量，提高机体免疫功能；强化机体的自愈系统，增强人体的自愈力，完善自我修复机制。人体的自愈力得到强化和提高，修正人体的不良信息，消除人体的不健康因素，平衡调节人体的气血和阴阳，防止未发之病，遏制欲患之病，康复已发之病，正如《黄帝内经》所说的"阴平阳秘，精神乃治；正气存内，邪不可干，精神内守，病从安来？"

第二节 睡眠的修复作用

睡眠即睡觉,是人体休息的主要方式。睡眠具有消除疲劳,恢复体力、保护大脑、恢复精力、增强免疫力,康复机体、促进生长发育、延缓衰老,促进长寿等作用。正常情况下,成年人每天睡眠时间为7-8个小时,青少年每天睡眠时间为8-10个小时。正常人在夜晚22点到3点左右深度睡眠状态下,会分泌还原性谷胱甘肽,超氧化物歧化酶(SOD)等等,这些不可合成的人体必需激素,主要功能是修复细胞的损伤,还原组织功能的完整性,促进细胞的增殖与分化,确保各组织、各器官的正常生长、发育。因此,机体的修复机制主要是在夜晚进行的。睡眠是人体修复身心健康重要过程,是人体生物钟的调节机制的体现。

人体的生物钟是DNA起遗传作用的记忆编码。生物钟是受大脑的下丘脑"视交叉上核"(简称SCN)控制的。视交叉上核或称下丘脑视交叉上核(suprachiasmatic nucleus,SCN)是哺乳动物昼夜节律调节系统的中枢结构,产生和调节睡眠、觉醒、激素、代谢和生殖等众多生物节律。从人的出生到死亡,生物节律现象贯穿始终。一方面,SCN具有自主性昼夜节律如电生理特性、糖的利用和蛋白质合成等;另一方面,SCN接受整合外环境的光信息,使生物的内在节律与外环境同步。这说明机体的修复机制必须是在夜晚进行的。

睡眠修复身心健康的作用

1. 保护大脑细胞

睡眠状态下胸腺是人体最重要的免疫器官。松果体分泌褪黑素,一方面启动细胞复元,促进睡眠中枢的活动;另一方面清除脑内的自由基,保护大脑细胞。

2. 修复松果体和胸腺免疫功能

睡眠能够修复松果体和胸腺免疫功能。松果体与胸腺有同源的神经和血管,科学实验证明,移植青年松果体可以使衰老胸腺恢复青春。

3. 促进糖代谢

常见一些糖尿病患者经过治疗以后,血糖仍然超过正常值。如能在原治疗方案基础上,合理地补充褪黑素,恢复睡眠,改善细胞受体,血糖可以降到正常。

4. 促进机体成长

在睡眠中脑垂体分泌生长素,促进儿童在夜间长高长大。成年以后,骨骼、皮肤、软组织的创伤愈合,也主要在睡眠中完成。

5. 健美肌肤

人体肌肤细胞在酣睡时,具有自我更新修复力,能够有效增强肌肤细胞活力,保持肌肤的健美。当身体不能充分休息时,细胞新陈代谢速度会减缓,肌肤会逐渐老化。

失眠对身体的危害

失眠是由于情志失调、饮食内伤,或病后及年迈,禀赋不足,心虚胆怯等病因,引起心神失养或心神不安,从而导致以不能保持正常睡眠为特征的一类病症。主要表现为:睡眠时间不足或睡眠深度不足、睡眠后不能消除疲劳或体力与精力得不到恢复、入睡困难或彻夜难眠等。

失眠是临床常见病症之一,虽不属于危重疾病,但妨碍人们正常生活、工作、学习和健康,并能加重或诱发心悸、胸痹、眩晕、头痛、中风病等病症。顽固性的失眠,给病人带来长期的痛苦。另外,长期使用镇静类药物帮助睡眠,容易形成对药物的依赖,引起药源性疾病。失眠对健康的影响,主要表现在以下几个方面:

1. 导致衰老

人的衰老,首先是细胞的衰老。人在睡眠中修复细胞,恢复细胞功能,积蓄生命的能量,保持生命的活力。长时期失眠会影响细胞修复,损伤细胞活力,导致细胞衰老,使人体生命力衰退,缩短寿命。

2. 对人体免疫机制的影响

胸腺是人体最重要的免疫器官。在失眠状态下,人体的胸腺会急剧性萎缩,这对于人体的免疫系统是崩溃性的打击,大幅度降低机体的免疫力。

3. 对生物钟和修复机制的影响

失眠或者缺乏充足的睡眠时间，直接破坏生物钟的运行规律，影响机体的自我修复机制，对人体的身体健康造成损害。长期失眠，会造成恶性循环，发生疾病。

4. 对神经系统的影响

神经系统是机体主要的机能调节系统，它直接地调节着机体内各器官、系统的机能，而睡眠与中枢神经的生理作用是密不可分的。作为一种调节机制，睡眠是通过下丘脑调节内脏的活动及激素内分泌，而神经内分泌不仅取决于中枢神经的指令，更是生命体本有的"生物钟"的活动周期。实验已经表明，即使是短期性的缺乏睡眠或者缺乏足够的睡眠时间，人体会发生急剧化的衰老，免疫力大幅度下降。

5. 对大脑思维能力的影响

人的大脑要思维清晰、反应灵敏，必须要有充足的睡眠。如果长期睡眠不足，大脑得不到充分的休息，就会影响大脑的创造性思维和处理事物的能力。

6. 对生长发育的影响

青少年的生长发育除了遗传、营养、锻炼等因素外，还与生长激素的分泌有重要的关系。生长激素是下丘脑分泌的一种激素，它能促进骨骼、肌肉、脏器的发育。青少年时期，生长激素的分泌呈现夜多昼少的规律，晚上1点到凌晨5点之间释放的生长激素是白天的3倍。由于生长激素的分泌与睡眠密切相关，因此，青少年如果长期失眠或睡眠不足，必然影响生长激素的正常生理分泌，对生长发育颇为不利，尤其是对身高的影响较大。所以，青少年要想发育好，长得高，睡眠必须充足。

7. 失眠对皮肤的影响

人的皮肤之所以柔润而有光泽，是依靠皮下组织的毛细血管来提供充足的营养。睡眠不足会引起皮肤毛细血管瘀滞，皮肤的细胞得不到充足的营养，因而影响皮肤的新陈代谢，加速皮肤的老化，使皮肤颜色晦暗而苍白，眼圈发黑，出现眼袋，容易产生皱纹。

8. 失眠容易导致的疾病

经常睡眠不足，会使人心情忧虑焦急，免疫力降低，由此会导致种种疾病发生，如神经衰弱、感冒、胃肠疾病等。睡眠不足还会引起血中胆固醇含量增高，增加发生心血管疾病的机率；人体的细胞分裂多在睡眠中进行，睡眠不足或睡眠紊乱，会影响细胞的正常分裂，由此有可能产生癌细胞的突变而导致癌症的发生。

9. 睡眠不足可引起肥胖

消脂蛋白是在血液系统中活动的一种物质，具有抑制食欲激素的功能，食欲激素是由胃分泌的一种物质，能够引起人的进食欲望。睡眠不足可以导致人体内消脂蛋白浓度的下降，使人体内食欲激素浓度的上升，能够引起人的进食欲望，增加食量，使人体聚集过量的剩余脂肪，引起肥胖。

睡眠是人体生命活动的重要组成部分，人生1/3的时间是在睡眠中度过的。睡眠是人体的一种自我保护行为，在睡眠中大脑和机体运动处于休整期，人体处于自我恢复阶段。生态能量养生产品具有镇静安神的作用，能够改善睡眠，对于失眠、多梦、嗜睡等病证具有改善和治疗作用，在睡眠中修复细胞和器官，提高机体免疫力，增强身体的自愈力，蓄积能量，恢复体力，消除疲劳，有利于疾病的好转和康复。

第三节　吸引力法则

我们生活的宇宙，是一个充满能量世界。在这个世界里，有一种我们看不见的能量，一直引导着整个宇宙规律性的运转。正是因为它的作用，地球才能够在46亿年的时间里保持着良性运转的状态；也正是因为它的作用，太阳系乃至整个宇宙中，数以亿计的星球，都能相安无事的停留在各自的轨道上安分地运行。宇宙的能量主导着宇宙中的一切事物，也主导着人类的生活，这种能量就是吸引力，物理学家牛顿把这种吸引力叫做万有引力，并总结出万有引力定律。

万有引力定律认为，自然界中任何两个物体都是相互吸引的，任何有质量的物体都存在吸引力。万有引力定律对星球上的所有有形物体产生着永恒的作用，所有物质的运动，都产生永恒的吸引力。思维是人类特有的，是人类心理和动物心理的本质区别。人类思想的投射，是一种电磁波的振动运动，人的思维存在吸引力，具有吸引的力量。每种思想都会发射一种具有一定的振动频率的信号，并通过思维的吸引力识别、吸引和实现相应的思想目标。人脑思维发射的所有振动，吸引力都给予恒定的，而非任意的、不稳定的回应。思维的吸引力是永恒的、公正的，它有求必应，强大无比，是人类自主创造的本能。人类思维的吸引力，是一种自然规律，生命科学把这种自然规律叫做"吸引力法则"。

"吸引力法则"基本含义是：人类所有的思维活动，都会产生某种特定的振动频率即脑电波，人的脑电波会吸引同样的振动频率的事物，与之产生共振，从而将思维活动中所涉及到的任何事物吸引到人们的面前，成为现实。人们如果用心选定理想的目标，充满成功的思想意志，运用情感引导系统吸引人们所关注的目标，就会成为强大的创造者，成功实现理想中的目标。认识到吸引力的强大和永恒，学会有意识地运用思维的吸引力与人的情感引导系统相配合，人们就能够创造出更加美好生活。

人的意识本身就是能量，它能够感召能量，并且启动能量的良性循环。思想意识的力量，注意力的力量，意念的力量汇聚在一起，就形成了吸引力。当我们的观想集中在一个目标（如某种理想，某个人，某件事），我们的心灵的能量场就会与目标产生共振。吸引力法则的规律是"同频共振，同质相吸"，于是我们与我们所观想的目标，互相吸引，逐步接近，直至变成现实。每种思想都有不同的频率，如果重复地思考一个想法，或经常在脑海中想象它，例如，想象已经拥有一所别墅，或已经拥有所需要的钱，或找到了理想的情侣，只要经常不断地在脑海中想象它们的样子，就会向宇宙持续地发射对应的频率，这种频率与宇宙中相同的频率产生共振，形成强大的吸引力，理想就会变成现实。同样的道理，如果大脑总是缠绵于一些负能量的东西，如贫穷、饥饿、疾病、烦恼、抱怨等，就会吸引到更坏的东西，产生不良的结果。如果一个人总说自己有病，他就会生病；一个人总说自己富有，他就会富有。

　　生活中所发生的所有事情，都是吸引力的作用，是人们头脑中所想象的目标和愿景的呈现。不管大脑中想什么，都会把想象中的事物吸引过来。聪明的人总会很好地运用吸引力法则。当我们明白了吸引力法则的时候，就会明白，世界上1%的人拥有世界上96%的财富，是吸引力法则的作用，是理所当然的。所有诺贝尔奖获得者的成功，都是专注于目标，执着地努力，产生强大的心灵吸引力，最终获得丰硕的成果，实现理想的目标。理解吸引力法则的最简单方法是，把自己当做一块磁铁，把理想的目标当做另一块磁铁，二者相互吸引，逐渐靠近，最后合为一体，目标就会变成现实。吸引力法则是独立存在的，不会因为你的不了解、不认同、不留意而消失或转移。因此，就算人们忽视了吸引力法则的存在，它依然时时刻刻作用到人们的身上去，人们永远受到吸引力法则的影响。吸引力法则的优美之处在于，人们可以从现在开始，运用吸引力法则，在内心创造快乐、健康和富有的目标，吸引力法则将把人们的梦想变成现实！

　　2006年，美国影片《秘密》向人们揭示了人类成功的秘密——吸引力法则。影片告诉我们，历史上最伟大的人物，如柏拉图、莎士比亚、牛顿、雨果、贝多芬、林肯、爱默生、爱迪生、爱因斯坦等，都是掌握吸引力法则这个秘密的人。这个秘密，能为人们带来幸福、健康和财富。电影《秘密》用实例印证了吸引力法则：

实例一：11月23日，我被诊断出得了乳腺癌，我从心底里，以坚定的信念，相信我已经被治愈。白天，整个一天，我都会重复地说："太谢谢了！我已经康复。"一遍又一遍地，我重复地说："太谢谢了！我已经康复！"从心底里，我相信我已经康复，就好像我的身体从来都没有得过癌症。我的自我治疗的方法之一，就是观看滑稽逗笑的电影，我们就这样看啊，笑啊，笑啊，我们不能容忍给我们的生活添加任何压力，因为我们知道压力是你在康复过程中所能做的最糟糕的事情。从我被诊断出癌症的那天，到我完全康复，大约是3个月时间，其中没有任何的放射治疗和化学治疗。

实例二：1981年3月10日这一天，我乘坐的飞机坠毁，我躺在医院里，完全瘫痪：脊髓被撞坏，第一和第二颈椎折断；吞咽反射被破坏，无法饮水；横隔膜被破坏，不能呼吸。医生说，我尽此一生将是一个植物人，除了眨眼睛的动作之外，我一辈子什么也做不了。但是医生们怎么想并不重要，重要的是我的想法。我想象着自己重新成为一个正常人，自己走出医院。在医院里，我只能使用我的意识，但只要拥有我的意识，我就可以召唤回来我想要的的东西。我带着呼吸器，他们说我永远不可能再自主呼吸，因为我的横隔膜坏了，但有一个细小的声音一直在对我说："深呼吸，深呼吸"。最终我可以不用呼吸器了，医生们没有办法解释这个现象。我不能允许任何东西进入我的意识来干扰我想象中的目标：在圣诞节走出医院！圣诞节那天，我真的用我的双脚走出了医院，所有的人都被震惊了。

人体有一个本能，那就是"自我康复"，也叫做"自愈力"。自愈力就是生物依靠自身的内在生命力，修复肢体缺损、摆脱疾病与亚健康状态、依靠遗传获得的维持生命健康的能力。当皮肤受伤时，伤口会自动愈合；当身体被细菌感染时，自身免疫系统会启动，抑制和消除细菌，使身体康复。免疫系统的作用就是自我康复、自我治疗。科学的运用吸引力法则，可以增强身体的正能量，提高机体免疫力，强化人体的自愈力，攻克疾病，恢复健康。

宇宙是一个巨大的能量场，宇宙中所有物质都是互相联系的。人为万物之灵，人类是能量和灵性的生命体，每个人都是宇宙这个能量场中活动的能量体，能量把人们和宇宙紧密地联系在一起。每个人都有无穷的能量，人的潜能是无限的，生命有着无限可能性，生命掌握在自己手中。现实生活中的人们，只是发挥了5%的大脑潜能，如果激发100%的人类潜能，我们能到达任何目的，能做任何事情，一切都无所不能。

量子医学认为，生命是由物质、能量和信息构成的。能量守恒定律是自然界普遍的基本定律之一，能量既不会凭空产生，也不会凭空消灭，它只会从一种形式转化为另一种形式，或者从一个物体转移到其他物体，而能量的总量保持不变。把我们的身体放到量子医学检测仪上，就可以看到大量的能量场在振动。所有的生物体都是由能量组成的，无论是我们的手，无论是海洋，无论是恒星，所有的物质都是能量。人和人体的系统、器官、细胞、分子、原子、量子都是既独立又统一的能量体。

医学研究表明，在一个有着健康情感的身体上，疾病是不能够生存的，思想和情绪决定了我们的身体物质结构和功能。情绪和压力，直接影响整个生命系统。很多复杂的疾病，都有一个共同的致病因素，那就是超负荷的压力和恶劣的情绪。超负荷的压力和恶劣的情绪，是负能量因素，会导致机体的生命活动失去平衡，生理功能紊乱，自身免疫功能减退，从而发生疾病。

吸引力法则告诉我们，当负面的事物占据了你的大脑、思维和心情的时候，你吸引到的都是负面的结果，如疾病、失败和挫折；当正面的事物占据了你的大脑、思维和心情的时候，你吸引到的都是正面的结果，如健康、成功和顺利。如果你得病后，你总是关注它，总是和人们讨论你的病，你会生成更多的疾病细胞。只要坚信你的身体是健康的，你的身体定然是安然无恙的。中国有句俗语叫做"怕什么，来什么；想什么，有什么。"像"心想事成"、"种瓜得瓜，种豆得豆"，"善有善报，恶有恶报。"等说法，都是中国文化对于吸引力法则的诠释。

我们生存的宇宙，是一个丰富多彩的世界，有着取之不尽、用之不竭资源和能量。在这个世界里，充满了能量、爱和健康，人类的生命充满了生机和活力。健康快乐的吸引力来自于：热爱生活，丢掉一切抱怨，忘却所有烦恼；常怀感恩之心，时刻充满好心情、好思想、好欲望；静下心来，持之以恒地观想美好的目标，置身于理想的环境中；一心向善，修心养性，聚焦正能量；知行合一，心想事成，创造快乐、健康和财富，远离病魔、灾难和贫穷。

生态能量养生产品，运用量子医学技术植入了充满活力的健康信息、积极信息和快乐信息，使用者在补充生态能量的同时，吸引健康信息，增强生命的活力，保持健康的身体和快乐向上的良好心态，让生命充满能量、健康和快乐，对于预防疾病、康复医疗和养生保健，达到事半功倍的神奇效果。

吸引力法则能够让生命出现奇迹，甚至超过药物的疗效，我们要学会科学运用吸引力法则，吸收健康的信息，排除影响健康的信息，预防和治疗疾病，保持健康的身体。当然，如果在病重或病危的情况下，必须以医疗救护为主，把吸引力法则作为辅助治疗方法，多管齐下，内外兼顾，呵护生命，健康长寿。

第七章 自然疗法

第一节 自然疗法的基本概念

人与自然是统一的整体。人类来源于自然，生存于自然，发展于自然。人类作为自然界的产物和组成部分，其生理功能和病理变化不断地受到自然界的影响和支配。人类为了生存，在与大自然的共存、斗争中发现和创造了运用自然来治疗疾病的方法—自然疗法。自然疗法就是运用大自然中与人类生活有直接关系的物质与方法，如食疗、磁疗、空气、水、阳光、运动、睡眠、养生、中医药、针灸、按摩等，以及有益于健康的精神因素，如心理疗法、音乐疗法、色彩疗法等保持和恢复健康的科学的治疗方法。自然疗法又叫非药物疗法和物理疗法，泛指除了外科手术、放射疗法、化学合成药物治疗以外的无创伤、无痛苦、无毒副作用的自然治疗方法。

一般认为，自然疗法起源于18世纪和19世纪的西方替代医学。自然疗法这一术语直到19世纪才开始使用，但其哲学思想可追溯到公元前400年医学中的希波拉底学派。我国是最早提出和运用自然疗法的国家，早在春秋战国时期，我国最早的医学经典著作《黄帝内经》中就提出了"天人相应"的理论。《灵枢·邪客》："此人与天地相应者也"，指人体与大自然有相似的反应和相互关联的变化，强调在预防及诊疗疾病时，应注意自然环境及阴阳四时气候等诸因素对健康与疾病的关系及其影响。例如，在辨证论治时，必须因时、因地、因人制宜等，这就是自然疗法在我国的起源。

自然疗法与药物疗法的区别在于，自然疗法是以人体健康为核心，重点强调维持身体健康和预防疾病。而药物疗法是以疾病为核心，重点放在当机体出现了疾病时,如何诊断治疗。因此,自然疗法和药物疗法在学术思想上是迥然不同的。

自然疗法的基本原则是,重视机体的自愈能力和抗病能力,在其医疗过程中尽量避免使用任何削弱机体能量和自愈力的医疗手段,发挥人体自身能量的康复作用,采用健康的生活方式,注重养生保健,增强机体的自愈能力和抗病能力,运用自然生态和无毒副作用的自然疗法。

第二节 药物治疗对人体的危害

药物疗法是通过药物和人体组织的生化反应，对疾病进行治疗，药物本身的化学性质对人体有一定的毒性和副作用，生化反应的同时会对人体的细胞、组织造成损害，所以，药物疗法对人体存在着不同程度的毒副作用。近年来，药物对人体的毒副作用越来越凸显出来，对人类健康带来严重危害，药物的毒副作用，已经成了世界性的问题。从某种程度上说，服用化学药物等于饮鸩止渴。

据中国国家卫生部药品不良反应监察中心提供的数据，我国每年因药物不良反应住院治疗的病人多达260万人，每年约有二十万人死于药物不良反应（ADR），每年由西药不良反应而增加的医疗、抢救费可达45亿元。预防疾病发生，运用自然疗法，减少药物治疗，是防范药毒和药害的根本方法。

抗菌素耐药性是一个严重的社会问题问题，已经直接影响到传染病控制的核心工作并有可能阻碍其进展，甚至可能出现倒退。由于医务人员滥用抗菌素、普通老百姓盲目使用抗菌素以及养殖业和畜牧业广泛使用抗菌素等原因，人类对于抗生素类药物产生了耐药性，致使多种疾病使用抗生素罔效，医务人员为了取得治疗效果，往往倍量甚至数倍量使用抗生素，造成了恶性循环，严重危害人类的健康。在2011年4月7日的世界卫生日，世界卫生组织向全世界呼吁"抵御耐药性：今天不采取行动，明天就无药可医"。

2005年春晚最受观众喜爱的节目是中国残疾人艺术团邰丽华等表演的舞蹈"千手观音"，这个节目之所以带给人们震撼，不仅仅是因为舞蹈本身的华美，更在于参加这个舞蹈表演的全部都是聋哑人演员。令人震惊的是，总共21名演员中，有18人是因为服用药物导致聋哑。在这18位聋哑演员中，绝大部分又都是在两岁前后，因为发烧时使用抗生素导致的聋哑。中国聋儿康复研究中心透露，我国7岁以下儿童因为不合理使用抗生素造成耳聋的数量多达

30万，占总体聋哑儿童的比例30%至40%。这个硕大的数字，让我们触目惊心。

药毒、药害时刻影响着人类的健康，危害着人类的生命，药物已经成为冠冕堂皇的生命杀手，引起世界的恐慌和关注。生态能量养生产品的问世，将为人类减少用药，减少住院治疗，远离药物的毒副作用，推动量子医学的发展，做出应有的贡献。

第三节 负离子与远红外线

负离子

负离子又称负氧离子,是指获得1个或1个以上的电子带负电荷的氧气离子。空气主要成分是氮、氧、二氧化碳和水蒸气,其中氮占78%,氧占21%,二氧化碳占0.03%。氮对电子无亲和力,只有氧和二氧化碳对电子有亲和力,但氧含量是二氧化碳含量的700倍,因此,空气中生成的负离子绝大多数是空气负氧离子。它是空气中的氧分子结合了自由电子而形成的。自然界的放电(闪电)现象、光电效应、喷泉、瀑布等都能使周围空气电离,形成负氧离子。医学研究表明:只有生态级小粒径负离子才能轻易透过人体血脑屏障,起到对人体广谱高效的医疗健康作用。

负离子在医学界被称为是"空气维生素",其主要的作用表现在:

1. 净化空气

空气负离子能还原来自大气的污染物质、氮氧化物、香烟等产生的活性氧(氧自由基)、减少过多活性氧对人体的危害;中和带正电的空气飘尘无电荷后沉降,使空气得到净化。

2. 对呼吸系统的影响

负离子是通过呼吸道进入人体的,它可以提高人的肺活量,有改善和增强肺功能的作用。

3. 对神经系统的影响

可使大脑皮层功能及脑力活动加强,振奋精神,提高工作效率,能使睡眠质量得到改善。负离子还可使脑组织的氧化过程力度加强,使脑组织获得更多的氧。

4. 对心血管系统的影响

负离子有明显扩张血管的作用,可解除动脉血管痉挛,达到降低血压的目的,有利于高血压和心脑血管疾患病人的病情恢复。

5. 对血液系统的影响

负离子有使血液凝聚速度变慢、延长凝血时间的作用，能使血中含氧量增加，有利于血氧输送、吸收和利用。负氧离子能进入血液，直接影响血液中带电粒子细胞的组成和分布，促使红细胞、网织红细胞、血红蛋白、血钙的增加，降低血糖、血脂和血液黏稠度。

6. 促进机体氧化还原过程

负离子能激活体内酶系统，促进体内合成和储存维生素、促进机体新陈代谢、降低血中乳酸含量、消除疲劳、提高工作效率。

除此之外，空气负离子还有镇静、催眠的作用。如果我们每天吸入适量的负离子，持之以恒，对健康大有裨益：使人精力旺盛，消除疲劳和倦怠，提高工作效率。改善睡眠，消除神经衰弱。降低疾病发病率，预防感冒和呼吸道疾病；改善心、脑血管疾病的症状。

远红外线

太阳光线大致可分为可见光及不可见光。可见光经三棱镜后会折射出紫、蓝、青、绿、黄、橙、红颜色的光线（光谱），红光外侧的光线，在光谱中波长自0.76至400微米的一段被称为红外光，又称红外线。红外线属于电磁波的范畴，是一种具有强热作用的放射线。红外线的波长范围很宽，人们将不同波长范围的红外线分为近红外、中红外和远红外区域，称为近红外线、中红外线及远红外线。自然界有无数的远红外放射源：宇宙星体、太阳、地球上的海洋、山岭、岩石、土壤、森林、城市、乡村、以及人类生产制造出来的各种物品，凡在绝对零度（-273℃）以上的环境，无所不有地发射出不同程度的红外线。现代物理学称之为热射线。

几十年前，航天科学家对处于真空、失重、超低温、过负荷状态的宇宙飞船内的人类生存条件进行调查研究，得知太阳光当中波长为4－14微米的远红外线是生物生存必不可少的因素。因此，人们把这一段波长的远红外线称为"生命光波"。这一段波长的光线，与人体发射出来的远红外线的波长相近，能与生物体内细胞的水分子产生最有效的"共振",同时具备了渗透性能,有效地促进动物及植物的生长。美国太空总署（NASA）研究报告指出,在红外线内,对人体有帮助的4-14微米的远红外线,能渗透人体内部15cm,从身体内部发射热能,扩张微血管,促进新陈代谢,从而增加身体的免疫力及自愈力。

远红外线对人体的作用

1. 改善血液循环

远红外线能够深入人体的皮下组织,使皮下深层组织温度上升,扩张微血管,促进血液循环,复活酵素,强化血液及细胞组织代谢,对细胞恢复活力有很大的帮助,并能改善贫血。

2. 调节血压

高血压及动脉硬化一般是神经系统、内分泌系统、肾脏等细小动脉收缩及狭窄所造成。远红外线扩张微血管,促进血液循环,能使高血压降低,又能改善低血压症状。

3. 改善关节疼痛

远红外线可深透到肌肉关节深处,使身体内部温暖,放松肌肉,带动微血管网的氧气及养分交换,并排除积存体内的疲劳物质和乳酸,具有消除内肿,缓和酸痛之效果。

4. 调节自律神经

自律神经的作用主要是调节内脏功能。人长期处在焦虑状态,自律神经系统持续紧张,会导致免疫力降低,头痛,目眩,失眠乏力,四肢冰冷。远红外线可调节自律神经,使之保持在最佳状态,缓解和改善以上症状。

5. 美容减肥

远红外线照射人体产生共振效应,能将引起肌肤疲劳及老化的物质（乳酸、游离脂肪酸、胆固醇、多余的皮下脂肪等）,通过毛囊口和皮下脂肪的活化性,直接从皮肤代谢。因此,远红外线能使肌肤光滑柔嫩。远红外线的理疗效果能使体内热能提高,细胞活化,因此促进脂肪组织代谢,燃烧分解多余脂肪,达到减肥的效果。

6. 改善循环系统

远红外线照射的全面性和深透性，全面作用于全身的微循环组织系统。微循环畅通，心脏收缩压力减轻，氧气和养分供应充足，自然身轻体健。

7. 强化肝脏功能

远红外线照射引起的体内深层热效应，能活化细胞，提高组织再生能力，促进细胞生长，强化肝脏功能，提高肝脏解毒、排毒作用，从而使内脏环境保持良好状态。

第四节 磁 疗

磁疗就是用磁场作用于人体的经络、穴位、组织、器官、血液，对疾病进行治疗的方法，即磁场疗法，简称磁疗。磁与人类的生存状态密切关联。磁与空气、阳光和水一样，是生命的重要元素，人离开了空气，五分钟就会死亡；如果三天不饮水，就会生命垂危；如果长期见不到阳光，就会失去生命力和生育力；如果人体的生物磁场得不到及时的补充，就会产生免疫力下降和心脑血管疾病，缩短有限的寿命。

祖国医学对磁疗的认识：祖国医学即中国医药学，简称中医学。中国医药学有数千年的历史，是中国人民长期同疾病作斗争的极为丰富的经验总结，是我国优秀传统文化的一个重要组成部分。在古代的唯物论和辩证法思想的影响和指导下，通过长期的医学实践，逐步形成并发展成为独特的医学理论体系，为中国人民的医疗保健事业和中华民族的繁荣昌盛做出了巨大贡献。磁本身是一味中药，我国第一部中药学专著《神农本草经》在卷二《中经》玉石篇对磁疗就有了记载：磁石又名慈石、玄石、灵磁石，味辛、性寒，主周痹风湿、肢节肿痛、不可持物，洗酸痟、除大热烦满及耳聋。我国明朝伟大的医学家李时珍在《本草纲目》一书中对磁疗有更详细的论述：磁石别名玄石、处石、吸铁石。味辛、性寒、无毒。功能主治：周痹、风湿、肢节肿痛、不可持物，除大热烦满及耳聋。养肾脏、强骨气、消炎止痛，颈核喉痛，小儿惊痫，炼水饮之，亦令人有子，补男子肾虚风虚。身强，腰中不利，加而用之。治筋骨羸弱，五劳七伤，眼昏，除烦燥，明目聪耳，止金疮血。酒浸治阳事不起，火煅醋淬治大肠脱肛，合滑石米汤治金疮肠出。

现代医学对磁疗的认识：现代医学研究证明，磁疗能够改善人体的血液循环，促进新陈代谢，提高机体的免疫力。具有改善睡眠、解除疲劳、消除疼痛等功效。磁疗作为一种传统的自然疗法，已经广泛应用于医疗和保健。由于国家卫生部门尚未出台有关磁疗行业的国家标准，对于磁疗产品缺乏监管，中国的磁疗市场处于无章可循的局面。目前，国内市场上的磁疗产品磁场强度普遍偏高，存在副作用和不利于健康的安全隐患。此外，少数无良商家夸大产品疗效，在社会上造成许多负面影响，严重影响了行业的发展和创新。因此，研究和开发安全、有效的磁疗产品，具有十分重要的意义。

第八章 生态能量养生产品

生态能量养生产品，是运用生态能量场专利技术，采用绿色天然的低碳环保材料，精工制作。生态能量场作用于人体时，与体内的生物磁场发生耦合共振效应，由物理作用转化为生物效应，补充、调节、改善人体的生物磁场和生命信息。生态能量场以其独特的穿透和波动功能，作用于人体的脏腑、组织、血液、细胞。生态能量场作用于人体的经络穴位，使经络运行产生波动力，全方位的推动人体经络的运行，达到疏通经络，行气活血的功效；生态能量场作用于人体的基因和细胞，能够激活非活性基因，活化细胞，有效补充人体生物磁场，补充身体正能量，提高机体免疫力，强化机体自愈系统，提高人体自愈力，促进血液循环，解除机体疲劳，改善睡眠状态，防患于未然，预防和治疗疾病，延长寿命。

北京众邦宏业科技发展有限公司是国家高新技术企业，公司研发的生态能量养生产品，拥有多项国家专利，经过中国计量科学院检测，通过了ISO：2008质量管理体系认证。公司研发和生产了生态能量养生床垫、生态能量养生枕、生态能量养生汽车座垫、生态能量养生办公座垫、生态能量水发生器、生态能量贴等系列产品，人性化设计，能够让人们在睡眠、工作和开车的同时，预防和治疗疾病，增强身体正能量，以更加充沛的精力投入生活和工作。

生态能量养生家居系列
生态能量养生床垫

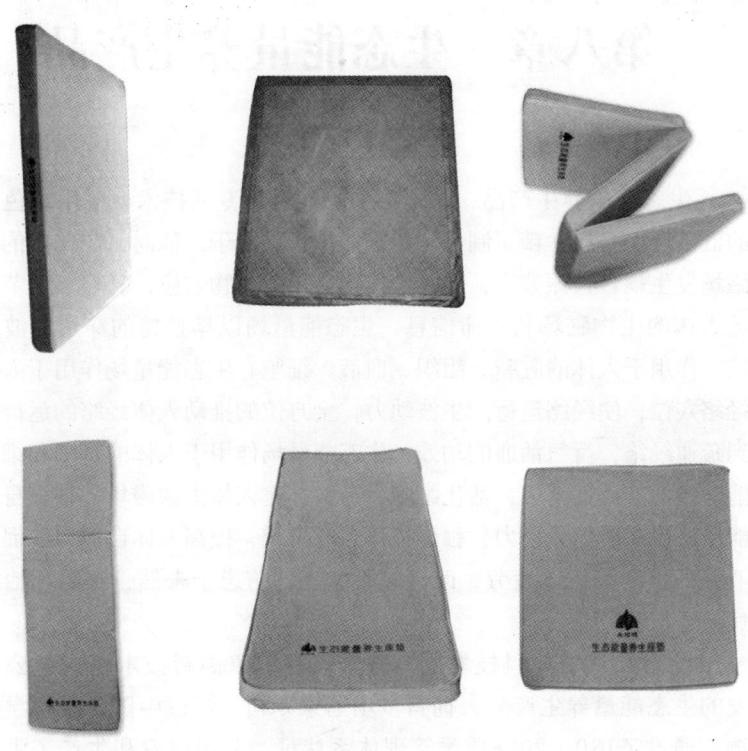

主要功效

运用专利技术,补充身体正能量,提高机体免疫力,强化机体自愈系统,提高人体自愈力,促进血液循环,达到自然养生,自然保健的健康效果。

1. 促进血液循环,疏经通络,活血止痛。

中医学认为"通则不痛,不通则痛"。生态能量养生床垫能够预防和调理高血压、心脑血管病、脑血栓后遗症,预防猝死,改善关节炎、腰椎病、颈椎病等骨关节疾病。

2. 促进新陈代谢。

生态能量养生床垫能够增强器官的功能，预防和调理消化不良、胃肠炎、腹泻、便秘、胆囊炎、肝炎、气管炎等疾病。

3. 调节神经功能。

生态能量养生床垫能够改善睡眠综合症、坐骨神经痛、神经衰弱症、抑郁症、神经性头痛、美尼尔氏综合症等疾病。

4. 调节内分泌。

生态能量养生床垫能够改善前列腺炎、乳腺炎、子宫肌瘤、脂肪瘤、糖尿病、更年期综合症。

5. 增强免疫功能。

生态能量养生床垫能够增强人体对于疾病的抵抗力，增强机体免疫力，提高身体的自愈力，延缓衰老。人体的衰老和死亡，首先是细胞的衰老和死亡。在生态能量场的作用下，人体的能量得到补充，从而增强细胞活力，激活休眠状态的细胞，提高生命质量，延长人体的寿命。正如《黄帝内经》所说的："正气存内，邪不可干。精神内守，病从安来。"

6. 美容养颜，减肥美体。

7. 解除疲劳。

生态能量养生产品能够补充身体能量，增强生命活力，从而恢复体力，解除疲劳。

8. 消除有害电磁波，防止电磁辐射。

有害电磁波是由于电磁感应所产生的，它也是一种磁场，具有磁场N极和S极的极性特征。根据同性相斥、异性相吸的原理，生态能量养生产品与同极性的有害电磁波相互排斥，缩短和抵消有害电磁波，与不同极性的有害电磁波相互吸引，吸收和转移有害电磁波，从而减弱和消除有害电磁波，避免了有害电磁波对人体的侵害。

生态能量养生枕

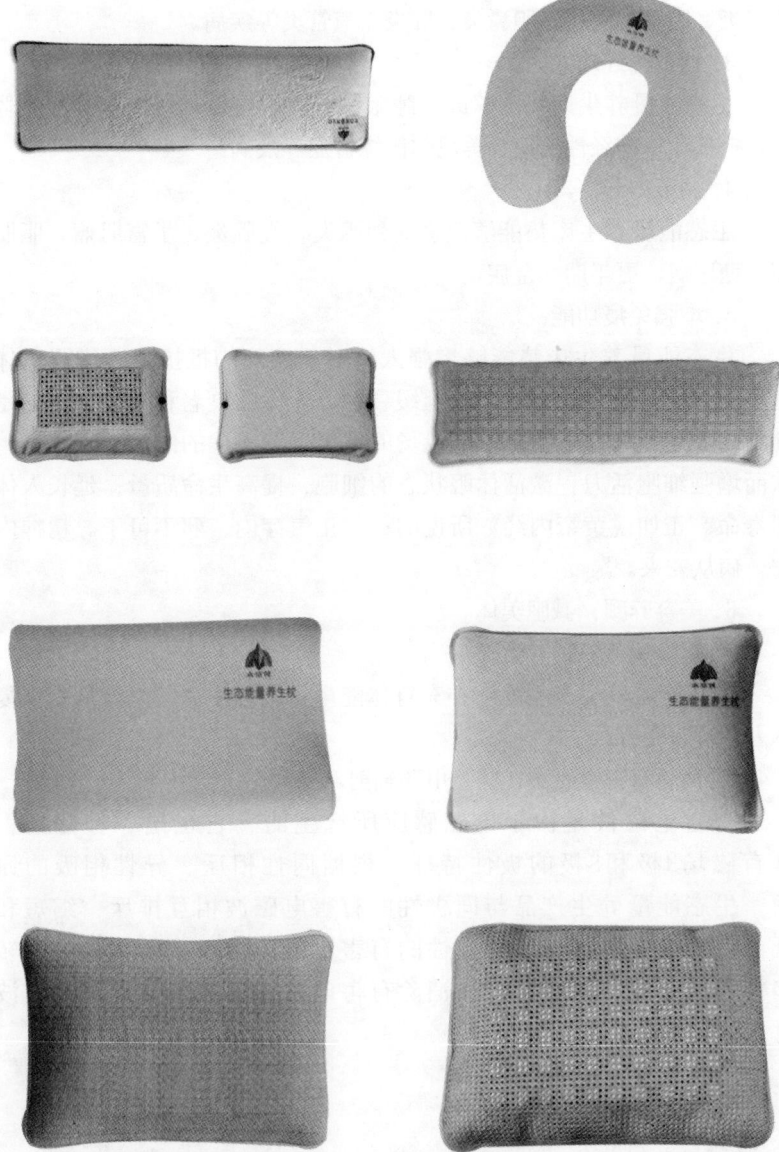

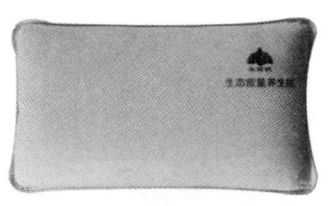
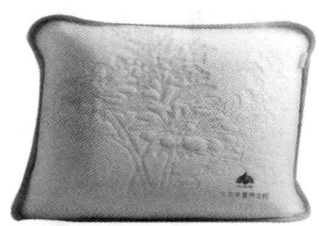
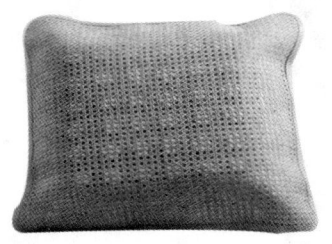

主要功效

1. 改善头部血液循环，预防和调节脑血管病，对于高血压、老年痴呆、脑动脉硬化、头痛、头晕等，有预防和改善作用。

2. 改善颈部血液循环，对颈椎病、颈椎骨质增生、落枕等有预防和改善作用。

3. 改善肩部血液循环，对肩周炎、臂丛神经痛、手指麻木等有预防和改善作用。

4. 改善睡眠。对失眠多梦、嗜睡、打鼾、有调节和改善作用。

5. 增强记忆力，益智健脑。增强大脑活力，提高记忆力。对记忆减退、神经衰弱、失眠、头痛及耳鸣、鼻炎、健忘有调节和改善作用。

6. 增强毛囊细胞的活力，提高头发毛囊的供血供氧能力，对各种脱发、白发有预防和改善作用。

7. 美容养颜。促进面部血液循环，活化面部细胞，经常使用，面色自然红润，容颜焕发。

8. 聪耳开窍。改善内耳的血液循环，恢复听力，预防耳聋。

9. 柔肝明目。保护视力，解除视觉疲劳。

生态能量养生办公座垫系列

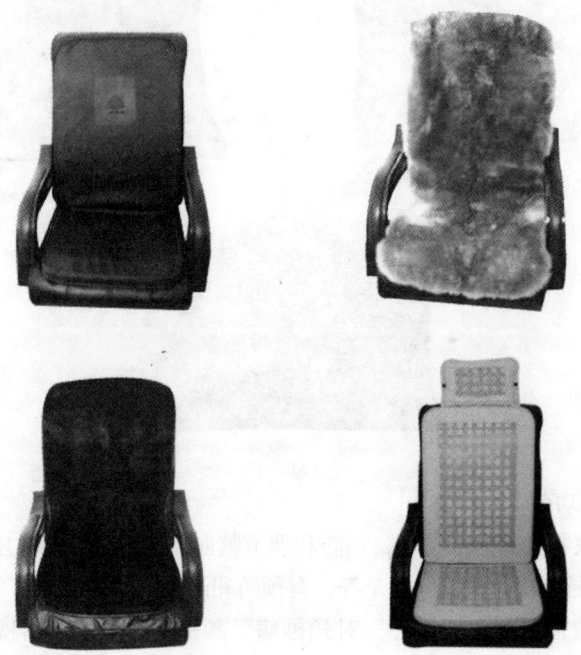

主要功效

1. 改善血液循环,提高机体免疫力。

2. 改善和缓解疲劳综合征、颈椎病、腰椎病、肩周炎、胃病、前列腺炎等各种"办公室综合征",预防"过劳死"。

3. 全方位呵护办公人员的身体健康,增强办公人员的身体素质和精力,切实提高工作效率。

4. 冬夏两用的人性化设计,温馨舒爽的自然体验。

5. 消除有害电磁波,防止电磁辐射。

生态能量养生汽车座垫系列

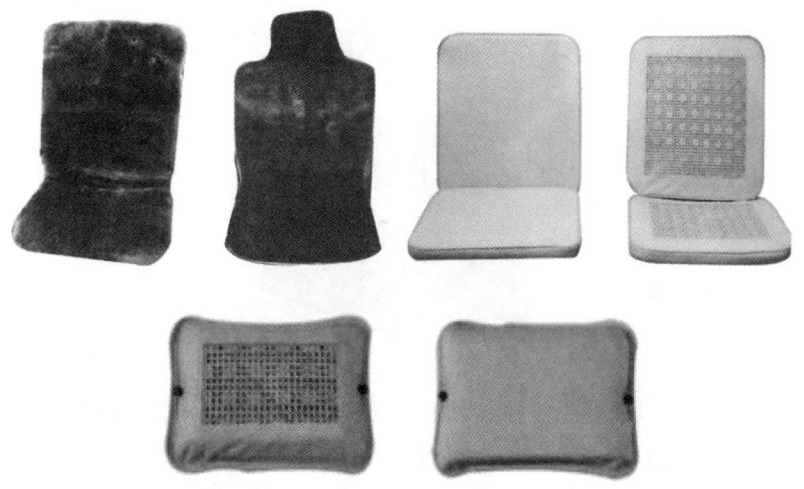

主要功效

1. 增强人体正能量，提高机体免疫力。
2. 改善和缓解疲劳综合征、颈椎病、腰椎病、肩周炎、胃病、前列腺炎等各种"司机职业病"。
3. 全方位呵护驾乘人员的身体健康，补充身体能量，提高司机和乘车者的身体素质，让司乘人员精力更加充沛，安全驾驶，切实减少交通事故的发生。
4. 冬夏两用的人性化设计，温馨舒爽的自然体验。
5. 消除有害电磁波，防止电磁辐射。

生态能量水发生器

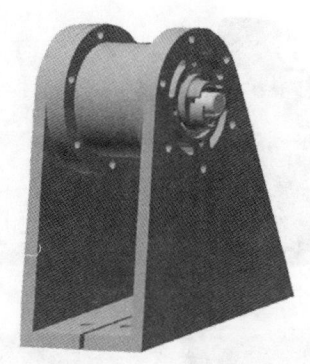

生态能量水发生器涉及农田灌溉、养殖、医疗保健、生活用水、工业用水等领域。地下水、自来水等普通水以一定的流速通过生态能量水发生器时,水分子由大分子团分解成小分子团,水的渗透力、溶解度和表面张力增强,水流同时吸收了磁场的能量,水质得到净化,由普通的水转化成为生态能量水。生态能量水发生器,可以在农田灌溉、养殖、医疗保健、生活用水、工业用水等方面广泛应用,不消耗电能和动力,节能减排,生态环保。

农田灌溉:疏松土质,降低农残,提高肥效,减少农作物的病虫害,提高农作物的品质和产量;

水产养殖:杀灭多种细菌和病毒,提高动物免疫力,使畜禽和鱼类减少疾病,增加产量;

日常生活:溶解和稀释蔬果中残留的化肥农药、重金属等有害物质,提高饭菜的品味;

医疗保健:净化水质,补充水的能量,增强药效,提高人体的抗病能力和抗衰老能力,美容养颜;

工业除垢:具有较好的洗洁净化效果,能够减少和去除水垢,提高混凝土强度。

生态能量贴

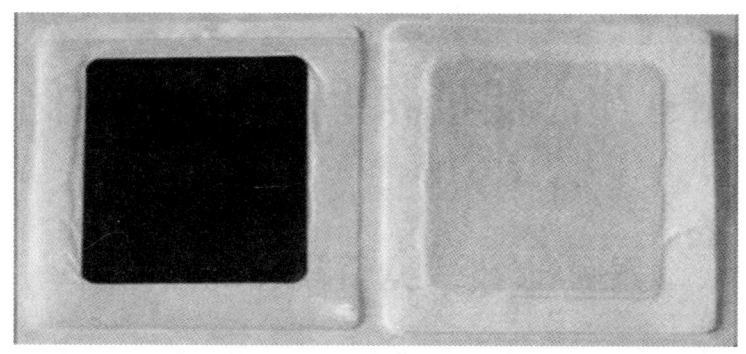

生态能量贴是运用量子医学理论研制的外用贴剂。能够补充人体的生物磁场,促进血液循环,具有缓解疼痛、改善睡眠、解除疲劳等作用。

主要功效:

一、补充人体生物磁场。生态能量贴能够补充人体的生物磁场,增强身体能量,提高机体免疫力,强化机体的自愈力,解除机体疲劳,增强机体的生命力,延缓衰老。对于现代人普遍存在的缺磁综合征、睡眠综合征、慢性疲劳综合征,具有预防和治疗作用。

二、促进血液循环。生态能量场具有穿透力和波动功能,作用于人体的经络穴位,使经络运行产生波动力,达到疏通经络,活血止痛的功效。能够预防和治疗颈椎病,关节炎,腰、腿痛,腰肌劳损,肩周炎;亦可用于高血压,前列腺炎,乳腺炎,胃肠炎,脑血栓后遗症等疾病的理疗。

三、用于运动健身者解除疲劳、缓解疼痛、恢复体能和养生保健。

附：生态能量养生产品应用案例

案例一：使用众佰健床垫的情况

王季良

王季良，男，78岁。曾任吉林省人民政府交际处副处长，吉林省乐福大酒店总经理。

一、2010年5月20日开始，使用众佰健生态能量养生床垫至今已三年六个月。

二、使用床垫前，我的身体健康状况：

1. 颈椎病，1993年出现。

2. 头部腔梗，1995年出现。引起头部四个症状：右耳耳鸣，头部左前部发木，左嘴角痉挛，双眼瞬间影无数。

3. 高血压，2001年发现。

4. 肾结石（流沙性）、肝部有一个小米粒大小的小疤，2006年发现。

5. 肩周炎，2006年发现。

6. 心脏病，2011年1月6日发现。解放军208医院心脏造影显示，主动脉三根各堵了90%。医生建议支架三个，本人未采纳。

三、目前的身体健康状况

1. 颈椎病、肩周炎自觉症状已消失。

2. 肾结石（流沙性）已排出，肝部的小疤已消失。2009年11月经208医院彩超显示结论。

3. 头部腔梗引起的四个症状，2012年以来再未出现过。

4. 高血压，在目前的情况下保持平稳（140/80mmHg左右）。

5. 心脏病，2012年以来，保持平稳，无异常。

四、我对自己病情的结论性判断：

1. 颈椎病和肩周炎症状消失，肾结石排出和肝部小疤消失，肯定是睡床垫的结果。从未因此用过任何药物。

2. 心脏病的缓解平稳无异常和头部腔梗引起的四个症状消失。我在睡床垫的同时，还采取了其他一些治疗养护措施，还用了一些药物，因此我不能肯定只是睡床垫的结果，只能说睡床垫起到了关键作用。

2013年1月6日

案例二：睡"众佰健"
生态能量养生床垫的真实感受

李淑艳

李淑艳，女，51岁，吉林省蛟河煤矿退休工人，现居住在长春市绿地中央公馆。

由于我是一名煤矿工人，铰车司机还三班倒，我患有风湿骨病，左腿膝关节退行性骨关节炎，左腿国窝囊肿，左腿患的静脉曲张，于2009年6月27日进行了手术，缝54针，术后效果不是很好，血液循环不好，脚脖刀口肿胀麻木，从2007年到2010年5月，每时每刻都在治病，饱受了疾病的痛苦，花掉了三万多元。

2010年6月20日开始我睡上了高科技产品"众佰健"生态能量养生床垫，没有吃任何治风湿骨病的药，半年后我的病情得到了很大的改善，2010年腊月二十三，也就是中国人的传统节日小年，我就炒了四个菜，包的饺子，倒上酒（万物有生灵），我对着床垫磕头，发自内心的说"床垫呀，床垫，你是那样的神奇，当我有病的时候，是你为我解除了痛苦，我要感谢你"。

以前我疼痛坐着起来时、走路时，先是直不起来腰，走几步后才能直起腰来，现在我行动自如；以前我腿疼，不能去公园散步，现在能快走，还能穿久违的高跟鞋，总之，我上述的疾病通过睡"众佰健"生态能量养生床垫得到了控制和改善，基本病情好了百分之八十，2011年11月23日，我给曹洪乾董事长发短信说"24日是感恩节，感谢您研发了"众佰健"生态能量养生床垫，我有这个福气睡上，使我从不死的癌症风湿骨病中解脱出来，我要感谢您"。

  还有的体会就是睡床垫能解除疲劳和美容效果很好。当无论你白天是多么的疲劳，只要睡上一宿床垫，第二天早上肯定会精神焕发，活化细胞美容效果非常好，是任何化妆品替代不了的，睡床垫是慢功夫，千万不要误认为是吃上止痛药那种。人无论有多富，只有健康才是财富，人无论活到多大岁数，活得要有质量，我现在是合理膳食，良好心态，适量运动，选择性使用保健品，睡生态能量养生床垫，五大健康基石，实现我的百岁梦想。

  最后，祝"众佰健"生态能量养生床垫造福社会，造福人类。

李淑艳
2013年1月5日

案例三：生态能量养生床垫让妈妈和我都健康

于学伟

我叫于学伟，今年58岁，是罗淑珍的女儿。我妈妈今年78岁，2010年10月我妈接到一张宣传单，回来对我说想去体验，我想妈妈身体不太好，就去吧。第二天我俩就走进了百菊大厦开办的北京众邦宏业有限公司生产的"众佰健"牌生态能量养生床垫的体验馆，前三、四天没有什么反应，第四五天身体就有不适的感觉，我们想这是怎么回事啊？有的病情为什么重了呢？参加体验的人也都有不同的感觉。

我妈腰痛、腿痛，走不动路，膝关节也痛，血压高，心脏也不好，背痛多年，直不开，不能平躺着睡眠，到体验馆要求平躺，她用一个枕头上面还得放一件羽绒服，七天后我妈说膝关节不痛了，腰也有劲了，我们觉得这床垫挺好，就坚持体验，每天都有不同的感觉。

一个月后我妈的背不痛了，能平躺着睡床垫了，邻居家看到我妈的变化都很吃惊。一晃半年过去了，我妈的血压平稳了，原来听到声音大，心脏就受不了，后来开会，放音乐，唱歌她都没事了，有时也能给大家伙唱两句，这床垫不但舒服还挺神的！几个月的体验就给我妈变了一个样，她走路快了，腰也直起来了，她逢人就说床垫好，我家邻居看到我妈的变化，都问是怎么回事？我妈就一五一十的把做床垫的事情讲给他们，后来我家邻居赵姨也去体验了，两个月就买了两张床垫，老虎家买了三张床垫，他老丈人看去好了也买了一张床垫，还有老尹大哥也买了一张床垫，我家也买了两张，我一张，我妈一张。

从把床垫买回家,我们白天去体验馆,和大家一起开心畅谈体验后的变化,晚上在家整夜睡床垫上,这变化就更大了,很多小毛病不知不觉的全好了,身体好了,走起路也利索多了,有时还能跑两步,高兴也能唱两句,真是叫人开心呢!妈妈的身体好了,是我做女儿的福。

　　这床垫的发明是高科技的,它为人类做出不可估量的贡献,为国人的健康做出了非常惊人的回报,它能做到小病全愈,大病控制,你自己没有发现的毛病它能给你查出来,提醒你早防治。

　　下面说一说我的变化:我的慢性脊椎炎、肩周炎、胆囊炎、消化不良、胃胀等不知不觉都好了。我爱人的腿有脉管炎,上楼腿重,膝关节不吃劲,这些症状都得到了缓解,颈椎病也好了,其它小毛病也消失了。

　　我们睡了床垫好了,我们买了!

　　你们信不信,自己去体验吧!

　　等您了解了,你就会接受它!

于学伟　罗淑珍
2013年1月

案例四：生态能量养生床垫疗效观察

辛淑芹

辛淑芹，职业医生，住吉林省长春市北安路942号。

我于2009年购买北京众佰健生态能量养生床垫，经过三年的使用，受益匪浅。

因为床垫不用通电，不浪费时间，天天晚上睡在床垫上就可以治病，因此保证治疗时间，经过三年的使用受益最为明显的是，我多年的痔疮治愈了，多年的深静脉血栓已缓解，效果也比较好。

另外，因为我丈夫有多年的慢性胃炎和食物反流，经过几年的使用应可以痊愈，效果理想。

案例五：感谢信

徐彦辉

我是一名厨师，用了北京"众佰健"科技有限公司的产品，用后对身体方面有了很大改善，健康状况很好，特别是用生态能量养生床垫，我的肩周炎好了，翻勺，切菜一点影响都没有影响了，在这里我代表家人及我自己对北京众佰健公司表示深深的感谢，并祝您们的产品给更多的人带去健康。

感谢人：许彦辉

2013.1.12

案例六：张俊文主任
谈使用众佰健生态能量养生床垫的体会

张俊文，男，86岁，原长春市宽城区人民医院内科主任。

经介绍生态能量养生床垫，对老年慢性病有一定疗效，因我有病就近方便（约50米）抱着体验的态度试探一下，从2012年3月初开始经一个月的体验，确实收到了很好的疗效。对我的皮肤瘙痒症、反流性食道炎及多年的颈椎病残留的臂丛神经痛，左臂不能上举（疼痛）都收到不同程度的好转（每天只睡一小时）。为了巩固疗效于2012年4月2日自购一张（1.5米）床垫，睡到至今收效显著，我述如下。

一、两小腿皮肤瘙痒症。

我于2008年患皮肤瘙痒症，开始时较轻，间断性瘙痒症时好时坏，特别是夜间瘙痒难忍，影响睡眠，其间经过多种疗法：服药，打针，针灸，按摩，以及外用药治疗后有一定疗效，时好时坏，停药后仍复发。时间久了，局部的皮肤变成粗糙、肥厚，皮肤变为暗红色，有的已变黑。经睡生态能量养生床垫半月后明显减轻，发作次数明显减少，至一个月时基本消失而治愈。自购床垫后能睡6-8小时，至今没有复发，真的达到全愈。

二、反流性食道炎

患胃病已二十余年，大概经过三步，由浅表现胃炎发展为肥厚性胃炎，最后在肥厚性胃炎中有部分萎缩，胃底部长有2个小结节（息肉），并有化生变化，近年来至少做一次胃镜检查，报告写有胃底部及幽门部粘膜充血水肿，部分萎缩，并在胃底部有2个0.3-0.5cm结节，并有化生反应，为防止癌变的可能性，决定入住二院腹外科作手术切除（2000年12月末）。术后因幽门部水肿恢复较差而产生反流性食道炎，进食明显减少，每餐只进流食，体重由136斤减至94斤，血压由120/80mmHg减到100/50-60mmHg。医院打了重危报告，时好时坏，因此反复住院三次（包括手术在内）调理和治疗（反流性食道炎）。体重增加至100斤，血压仍低，因此加餐，每天进食4-5次，而食道反流虽然发病少了仍存在。特别是夜晚返流发作常呛到气管中，非常痛苦。有时要咳嗽二十到三十分钟不能睡，消耗体力，洽遇此时我就去睡生态能量养生床垫，经过半个月的体验，返流的次数明显减少，至体验一个月后基本上消失。体重由100斤增至110斤，血压110/60-70mmHg。体力也好转，可在室内活动做点家务，也时而外出散步。自购生态能量养生床垫后，睡到至今现也痊愈。

三、颈椎病

患颈椎病已4.5年，经过X光片、CD片、核磁共振都诊断颈椎病。由2-6节都有病变（已形成疝形）。在漫长岁月里经过各种治疗，时好时坏。如针灸、按摩、牵引、理疗、电疗、局部封闭，颈部体操活动等，复发次数虽减少，但仍残留压迫臂从神经痛，左手不能上举，特别是受凉着寒后疼痛明显，经体验生态能量养生床垫后一个月疼痛减轻，逐渐的锻炼后左手可以上举，经睡自购生态能量养生床垫后现已运动自如，并能参加晨练及慢跑1500米（24到28分钟）。

个人体会

一、用新的科学技术和理论开辟一条治疗慢性病的通道。现用的生态能量养生床垫就是科学理论为依据，模仿巴与长寿村的地理环境，组成的四效合一的生态能量床垫。特别是生态磁力的三种作用，对人体的五脏六腑起到显效。磁力作用：1.穿透力；2.切割力；3冲刷力。将人体内致病的因素驱除（风、寒、暑、湿、燥、火),排除体外,恢复正常的生理功能状态,使人健康长寿。近两年来我所见到的如脑囊肿、甲状腺囊肿经睡生态能量养生床垫后8个月-12个月检查时已消失,初诊的医生感到惊奇!又如强直性脊椎炎(驼背),前倾35度,睡生态能量养生床垫后消失,能正常直立行走,并能慢跑(女性87岁)。

二、彰显了生态能量养生床垫的先进水平和多快好省的疗效。人们相聚时常谈起"老人毛病多",这是规律,老年人辛苦一辈子养家糊口,为国献身,表现出五脏六腑的老化和衰退的自然规律,因此慢性病多,或许是处于亚健康状态。如老年人的动作慢,步态不稳,一般来说治疗是困难的,又需时间长,经睡生态能量养生床垫后一个月走路有劲了,一举能上五层楼,患脑部疾病的老年人,对周围的事物接受能力和反应能力慢,甚至不能对答,经睡生态能量养生床垫后有一定的好转,对事物的接受和反应能力快了,能正确回答问题,对这些老年人的慢性病做到了既省事,又省钱,疗效好。开辟治疗老年病的平台,创举生态能量养生床垫的治疗老年病魅力。同时也减轻患者家属的负担,实现了一个远不可及的梦想。为百姓造福,快速成长发展新的治疗捷径。

案例七：蒋立柱来信

尊敬的北京众邦宏业曹董事长您好：

　　首先让我以虔诚之心感谢您和您的团队研发出这款深受广大春城人民所喜爱的，能理疗治病又能安全舒适受用终身的好产品。风寒是万病之源，尤其在寒冷北方春城特别适用。尤其是初春停气更能发挥其优势，买了您的产品是终身受益，永不后悔。再次谢谢您曹董事长和您的好产品，希望您能带领您的团队研发出更新特的好产品，占领世界市场，为世界人们的健康而奋斗吧。

　　下面把新买床垫子和理疗的真实情况向领导做此汇报：

　　我叫蒋立柱，汉族，男，63岁，家住长春市经开五区三十七栋一门二0二号，在一三年四月份我走进了众佰健体验理疗馆，在孙成龙经理、王艳老师、张总、王总等领导的热情、周到、微笑的服务下，使我站住了脚进行了理疗体验。当时的身体并不太好，有冠心病、心绞痛，常年吃药（三年了）早上阿司匹林，晚上辛伐他丁，这是北京心脑专家告知的（女儿在北京大兴区人民医院工作过）。吃的胃不好，肾也不好。自从买了床垫子感觉睡的很舒服，心情也舒畅，就试着把药停了，但是还带着救心丸。三个月后，救心丸也不带了，一直到今年的现在，一直没犯心脏病，感觉好了，我想这就是床垫的神奇功效吧。参加理疗体验时，我的腰间盘病犯了，每年都有犯，犯了就是一个多月或二十多天，翻身不敢，走路一点点挪，稍有碰动立即就不能动了，特别艰难。这次犯我在体验馆体验了6-7天，神奇的好了，比往年好的快。我决定买了三个坐垫，一个枕头。睡得也很好，但赶不上1.8米的大垫子。两个月后，把大垫子买回家，孙经理给送到家，水也没喝一口就走了，当时室内的空气都不一样，感到清新的很。睡上去特舒服。孙子，孙女也抱着枕头都在爷爷奶奶的床上睡，睡得那样香甜，现在依然如此。还有睡眠相当好，我爱人的痔疮也有所改善，大便正常了，这一切都是床垫子的独到之处。买一张床垫子全家受益。

最后谢谢董事长的好产品。希望曹总带您的团队研发出更新更好的健康产品来。

此致敬礼

蒋立柱

2014.4.29

案例八:感觉又年轻了几岁

众佰健生态能量养生床垫使用者:王秀珠,女,80岁。

本人于2012年3月将众佰健床垫请回家。因在之前的体验中感觉良好,在请回众佰健床垫之前,经常腿疼,上下楼非常困难,并伴有夜间腿抽筋的症状。在使用该产品后,感觉非常明显,现在晚上睡觉腿不抽筋了,而且腿也不疼了,上下楼也很轻松了。现在我每天几次上下楼去外边散步,也没有感到腿疼,而且精神状况也非常好,感觉又年轻了几岁。

案例九：头部囊肿消失了

张德宽

众佰健生态能量养生床垫使用者：张德宽，男，63岁。

本人于2010年4月30日在住院期间，经CT检查为：右侧颅中窝低密度影，不除外蛛网膜下腔囊肿。

于2012年6月19日将众佰健床垫请回家，请回后即与床垫没有分开，除睡床垫外，我家除床垫外，还请回了众佰健枕头，座垫，定制了休闲版的沙发垫，在使用众佰健的系列产品后，身体状况明显改变。并于2012年10月和2014年1月经CT检查，头部的囊肿消失了。感谢众佰健给我带来的健康。

案例十：神奇的生态能量养生床垫

我叫王贵生，今年58岁，身高180公分，体重200斤。家住：经开五区40栋。三高（高血压、高血脂、高胆固醇），腿部静脉曲张特别严重，胆囊炎、脂肪肝、痔疮特别重，身体处于亚健康状态。

2013年夏天，我在经开五区自由市场遇到众佰健的孙成龙。当时，我不相信这种产品，我当时风湿病犯了，胳膊、腿特别疼，老孙说你先来体验几天试试，也不收费，好了你继续做，不好使也不收费。嗨，你别说当天体验了一个多小时，你别说还真不疼了！通过体验。孙老师介绍和老顾客交流，发现北京众佰健生态能量养生床垫，还真有疗效。为了证实床垫的磁性，我特意购买了指南针做实验（害怕做手脚）。我前后体验了两个多月，于2013年9月23日购买了生态能量养生床垫，到现在共用了七个月。我可以负责任地说，我现在的胳膊、腿都不疼了，风湿病好了，走路上楼腿脚轻了，三高指标明显改善，腿部静脉曲张也见好，折磨我4个多月的痔疮也好了（好转反应），以前我脸特别黑，现在也白了不少（认识我的人这么说），有美容效果。在这里我特别感谢众佰健生态能量养生床垫的发明人曹总，东北总代理张彦辉，介绍我使用产品孙成龙，是你们使我真正使用上这么好的产品，真是缘分啊！真是不用不知道，用了见疗效，不用电来冬天暖，用了还真离不了。好产品，有病治病，无病健身，这不是"忽悠"。以上是我真实的体会和想法，好产品应当推广，这是有功德的事情，是社会的正能量。

北京众佰健生态能量养生床垫使用者
王贵生

案例十一：我的"机器人"脖子好了！

尊敬的曹先生：

不知道您还记不记得，上次我们见面的时候，我的脖子不能回头。现在，我最想跟您分享的是——我的"机器人"脖子好啦！而且好的非常彻底，是用您的生态能量养生枕两个月左右时好的。

我每天都在用生态能量养生枕，脖子慢慢恢复，其实我一点都不清楚这一切是怎么发生的。突然有一天，我感觉脖子怎么不痛了（那是用枕头一个多月的时候），差不多两个月的时候，我发现自己的脖子非常灵活，就像从来都没有生过病，它好得特别自然，以至于我在某个瞬间才察觉。我还像平常一样使用我的脖子，不过好像我怎么用它现在都没事儿，好神奇！有时候我会想，是不是我人品爆发，上帝给我一些奖励？但其实我很清楚，我是换了一个枕头，一个特别的枕头才会有这样的效果。

作为一个物理、生物方面的白痴，我很难相信什么生物、能量治疗的。但是，现在我相信了，因为体验很真实，自己的身体不会说谎！

我是一个画家。我的同事们看到了"机器人"变成了人，都很惊讶！他们认为我是去做了瑜伽，得知是因为用了生态能量养生枕，都想抢走我的枕头，都被我打回去了。我让他们再等一等，等生态能量养生枕上市。

您一定不知道我的内心有多么感激上天，让世界上出现一个曹先生。那种人人都有身体疾病的社会，也会引起心理疾病，它们相互影响，让人们苦不堪言。曹先生研发的产品是普适的，是可以改善很多家庭的幸福指数的，至少我是一个特别清晰的实例。

希望您一切安好，永远幸福！

—— PanPan
2014年5月23日

中 篇
量子医学概论

  量子，就是生物体中电子运动所产生的生物电磁能量和超微粒子所产生的电磁波的能量。量子是能量改变的最小计量单位，大约等于 6.0×10^{-34} 焦耳。科学家们把在研究原子、分子、原子核、基本粒子时所观察到的关于微观世界的系列特殊的物理现象称为量子现象。其实，将能量分化为量子现象，是微观世界一切粒子变化的普遍规律。也就是说，微观世界中一切超微粒子都属于量子。

  在微观领域中，某些物理量的变化是以最小的单位跳跃式进行的，而不是连续的，这个最小的单位叫做量子。量子亦可理解为带有能量的超微粒子。量子理论主要用于振动的微粒子的研究。量子一词来自拉丁语quantus，意为"多少"，代表"相当数量的某事"。在物理学中常用到量子的概念，量子是一个不可分割的基本个体。例如，一个"光的量子"是光的单位。而量子力学、量子光学、量子医学等便成为不同的专业研究领域，其基本概念是所有的有形性物质都可以理解为是"可量子化的"。"量子化"指其物理量的数值是一些特定的数值，而不是任意值。例如，在休息状态的原子中，电子的能量也是可量子化的，能决定原子的稳定性，并量化原子的一般问题。

  量子医学是建立在量子物理学的基础上，结合了量子生物学、量子药理学和生命信息学，利用微观状态的电子波动、辐射、能量等形式，对机体进行综合、系统、全面、发展性地预防、调节、诊断、治疗、康复的学科。量子医学是研究电磁波与人、动物和植物世界相互作用的一个全新学科。量子医学的本质是电磁场在医学上的应用，并通过测定分析生物体所释放的振动频率大小即微弱磁场波动能量，进行诊断与治疗的医学，因此，量子医学又被称为"波动医学"和"微观医学"。

量子医学认为，生命是由物质、能量、信息三个部分构成的动态统一体。人体的生物电磁波是生命信息的载体，疾病是人体内在信息和能量损伤的结果，任何疾病都是体内器官与组织形成的电磁场的失衡所引起。量子医学将作为一种重要的诊断和治疗技术，与现代医学、传统医学共同成为生命科学的主力军。

量子医学的核心就是以系统观、整体观揭示微观状态下粒子运动的规律，像中子、质子、电子等，都属于微观世界。在微观世界中所有的生物体都带有极微弱的磁场，这种磁场是由电子围绕原子核旋转而产生的，并且在这微弱磁场能量中，带着不同的健康或疾病的信息，把这种不同的微弱磁场能量即振动频率加以量化，用于疾病的预防、诊断、治疗、康复与养生，是量子医学的研究方向和任务。量子医学的发展前景是：逐步破解生命之谜，攻克癌症、心脑血管病等不治之症，真正做到防患于未然，实现人类健康长寿的梦想。

第一章 量子医学的发展过程

量子医学是建立在量子物理学基础上的生命科学。

在20世纪的前半期,出现了量子力学这一新的概念。量子力学是研究量子运动及其规律的学科。许多物理学家将量子力学视为了解和描述自然界的基本理论。量子医学起源于量子物理学和量子力学,是量子物理学和量子力学的发展,通过这一发展,把量子理论由物理领域延伸到医学领域,是人类生命科学的伟大进步。

量子物理学是根据量子化的物理分支,在1900年以来建立。量子概念是1900年德国物理学家普朗克首先提出的,到今天已经一百一十多年了。经过爱因斯坦、玻尔、德布罗意、玻恩、海森柏、薛定谔、狄拉克等许多物理大师的创新努力,到20世纪30年代,初步建立了一套完整的量子力学理论。量子力学是研究微观物质的一个物理学分支,与相对论一起被认为是现代物理学的两大基本支柱,许多物理学理论和科学,如原子物理学、固体物理学、核物理学和粒子物理学以及其它相关的学科,都是以量子力学为基础。

1900年,德国物理学家、量子论的奠基者马克斯·普朗克,提出了量子概念,以解决黑体问题。

1905年,德国物理学家、相对论的奠基者,二十世纪最重要的物理学家阿尔伯特·爱因斯坦提出了光量子的概念,解释了光电效应。

1910年,英国科学家欧内斯特·卢瑟福在英国曼彻斯特大学做 α 粒子散射实验成功。

1913年,丹麦物理学家尼尔斯·玻尔发现并提出原子模型理论。

1915年,德国物理学家索末菲修改了玻尔模型,引入相对论,解释了塞曼效应和斯塔克效应。

1918年，德国物理学家、量子论的奠基者马克斯·普朗克，因他对量子的发现而推动物理学的发展，获得诺贝尔物理学奖。

1918年，丹麦物理学家尼尔斯·玻尔的对应原理成型，这是波尔提出的一条从原子的经典理论过渡到量子理论的原则。

1923年，美国著名的物理学家康普顿完成了X射线散射实验，光的粒子性被证实。

1924年，爱因斯坦推导出了普朗克的黑体公式。2001年，三位分别来自美国和德国的科学家因为以实验证实了这一现象而获得诺贝尔物理学奖。

1924年，法国著名理论物理学家、波动力学的创始人、物质波理论的创立者、量子力学的奠基人之一德布罗意阐述了物质波理论。1929年德布罗意获诺贝尔物理学奖。

1925年，量子力学的主要创始人，德国物理学家维尔纳·卡尔·海森堡，提出量子论的不确定原则。同年，海森堡提出的矩阵力学理论。1932年海森堡获得诺贝尔物理学奖。

1926年，量子力学的主要创始人，奥地利物理学家薛定谔在《物理学纪事》上连续发表了6篇论文，宣布了量子力学的第二种形式——波动力学的诞生，并导出了薛定谔方程，这个方程后来成为量子力学的基本方程。

1927年，法国物理学家德布罗意和美国物理学家革末通过实验证明了电子的波动性。同年，英国科学家G·P·汤姆逊，在剑桥通过实验进一步证明了电子的波动性。1937年，他们一起获得了诺贝尔奖。

1928年，量子力学的主要创始人，英国理论物理学家狄拉克解决了物质在高速运动时的量子理论。

1930年后，量子理论很好地解释了处于导体和绝缘体之间的半导体的原理，为晶体管的出现奠定了基础。量子理论在物理学、化学、半导体、微电子、芯片技术、生物学、医学等领域广泛的应用。

1932年，计算机之父的冯·诺依曼利用希尔伯特空间等数学工具，证明了矩阵力学和波动力学之间的数学等价性。

1932年，德国物理学家维尔纳·海森堡，因创立量子力学，以及由此导致的氢的同素异形体的发现，获得诺贝尔物理学奖。

1933年，奥地利科学家薛定谔和英国物理学家保罗·狄拉克，因发现了量子力学的基本方程——薛定谔方程和狄拉克方程，获得诺贝尔物理学奖。

1944年，薛定谔在《生命是什么》一书中，把量子力学、热力学和生命科学的研究结合起来，为量子医学的诞生做出了里程碑式的贡献。

1948年，美国科学家约翰·巴丁、威兼·肖克利和瓦尔特·布拉顿根据量子理论发明了晶体管。获得了1956年的诺贝尔物理学奖。量子理论提供了精确一致地解决关于原子、激光、X射线、超导性以及其他无数方面问题的能力。同时为量子医学提供了理论基础。

1954年，英国物理学家马克斯·玻恩，因在量子力学领域的基础研究，特别是他对波函数的统计解释，获得诺贝尔物理学奖。

1957年，美籍华裔物理学家杨振宁、李政道，因发现"弱相互作用下宇称能量不守恒"，通过美籍华裔女物理学家吴健雄实验得到证实，获得诺贝尔物理学奖。

1965年，日本物理学家韩永振一郎，因在量子电动力学方面的基础性工作，这些工作对粒子物理学产生深远影响，获得诺贝尔物理学奖。

1973年，美国科学家保罗·劳特伯发现，把物体放置在一个稳定的磁场中，然后再加上一个不均匀的磁场（即有梯度的磁场），再用适当的电磁波照射这一物体，这样根据物体释放出的电磁波就可以绘制成物体某个截面的内部图像。

1980年，核磁共振应用临床医学领域。生命信息检测仪也随之出现。

1990年，美国、日本、新西兰开始研制量子共振技术，用于肿瘤早期诊断研究。

1996年，上海交通大学量子医学研究中心徐子亮教授，在上海市第六人民医院康复科开设量子医学检查门诊，运用量子共振检测仪（QRS）检测疾病。

2001年，美国科学家艾里克A·科纳尔、德国科学家沃尔夫冈·凯特纳以及美国科学家卡尔E·威依迈，因在淡气中实现碱性原子的博斯—爱因斯坦冷凝,使得原子能够"合谐地歌唱",获得诺贝尔物理学奖。

2002年,新西兰首次成功研发出量子化制剂,并用于各种疑难杂症以及癌症的治疗。

2002年,北京宽特量子科技有限公司首席科学家、加拿大籍华人科学家武华文,研制的"量子生命物质转换仪"获比利时尤里卡金奖;2003年武华文与中国人民解放军309医院合作,用量子治疗仪治疗非典(SARS)获得成功。

2003年,美国伊利诺大学香槟分校化学系教授保罗·劳特伯和英国诺丁汉大学教授彼得·曼斯菲尔德因为他们在核磁共振成像技术方面的贡献,获得了诺贝尔生理学或医学奖。

2006年,美国华裔科学家,清华大学高等研究院特聘教授张首晟领导的研究团队,提出了"量子自旋霍尔效应"(Quantum Spin Hall Effect),将其基于芯片业未来提出的新构想——通过控制电子的自旋运动来降低能耗——在理论上完成了预言。2007年,这一理论预言被德国维尔茨堡大学实验小组通过实验证实。同年,张首晟领导的研究团队提出的"量子自旋霍尔效应"被美国《科学》杂志评为2007年"全球十大重要科学突破"之一。这项研究计划获得美国能源部与国家科学基金会基金支持。2012年,张首晟荣获美国物理学会Oliver Buckley奖,此奖项是凝聚态物理最高奖。

2007年,中国科学院数学物理学部院士、中国科学技术大学副校长潘建伟领导的,中国科学技术大学合肥微尺度物质科学实验室量子物理与量子信息研究部的科研成果——"实现六光子薛定谔猫态",入选中国十大科技进展。

潘建伟在量子物理和量子信息研究方面成绩斐然,主要从事量子物理和量子信息等方面的研究。作为国际量子信息实验研究领域开拓者之一,他是该领域有重要国际影响力的科学家,取得了一系列有重要意义的研究成果。首次实验实现量子隐形传态及纠缠交换、终端开放的量子隐形传态、复合系统量子隐形传态、16公里自由空间量子隐形传态。首次实现三、四、五、六、八光子纠缠。首次实验验证GHZ定理。提出利用现有技术可实现的量子纠缠纯化方案,并完成实验实现。实现突破大气等效厚度的量子纠缠和量子密钥分发。2012年6月,潘建伟获得2012年度国际量子通信奖,潘建伟是获得国际量子通信奖这一荣誉的首位华人物理学家。

2009年,中国营养学家黎黍匀出版了《系统深层排毒》一书,首次将量子医学研究系统化、科学化,修正和重新定义了量子医学的科学概念。

2012年,法国物理学家塞尔日·阿罗什和美国物理学家大卫·维因兰德,因发明能够量度和操控个体量子系统的突破性实验手法,获得诺贝尔物理学奖。

2013年,中国科学院院士、清华大学副校长薛其坤院士领衔,清华大学、中科院物理所和斯坦福大学的研究人员联合组成的团队,在量子反常霍尔效应研究中取得重大突破,终于实现了反常霍尔效应的量子化,引起了全世界的震动。著名物理学家杨振宁称其"诺贝尔奖级的物理学论文"。其成果将推动新一代低能耗晶体管和电子学器件的发展,加速推进信息技术革命进程。他们的成果,让中国科学界站在了下一次信息革命的战略制高点。薛其坤被评为2013中国科学年度新闻人物。

2013年,美籍华裔科学家张首晟与中国清华大学、中科院物理所的同事从实验中首次观测到量子反常霍尔效应,这项成果也被认为属于"诺奖级"。张首晟因此进入2014年诺贝尔物理奖预测名单,成为诺贝尔奖的有力竞争者。

第二章 量子医学的物理学基础

第一节 波粒二象性

波粒二象性的涵义

波粒二象性（wave-particle duality）是指某物质同时具备波的特性和粒子的特性。波粒二象性是量子力学中的一个重要概念。在量子力学里，微观粒子有时会显示出波动性（这时粒子性较不显著），有时又会显示出粒子性（这时波动性较不显著），在不同条件下分别表现出波动或粒子的性质。这种量子行为称为波粒二象性（wave-particle duality），是微观粒子的基本属性之一。1905年，爱因斯坦提出了光电效应的光量子解释，人们开始意识到光波同时具有波和粒子的双重性质。1924年，德布罗意提出"物质波"假说，认为和光一样，一切物质都具有波粒二象性。根据这一假说，电子也会具有干涉和衍射等波动现象，这被后来的电子衍射试验所证实。

爱因斯坦光电效应

1905年，德国物理学家、相对论的奠基者爱因斯坦提出了光电效应的光量子解释，人们开始意识到光波同时具有波和粒子的双重性质。在光电效应中，人们观察到将一束光线照射在某些金属上会产生一定的电流。可以推断是光将金属中的电子打出，使得它们流动。然而，人们同时观察到，对于某些材料，即使一束微弱的蓝光也能产生电流，但是无论多么强的红光都无法在其中引出电流。根据波动理论，光强对应于它所携带的能量，因而强光一定能提供更强的能量将电子击出。然而事实与预期的恰巧相反。

爱因斯坦将其解释为量子化效应：金属被光子击出电子，每一个光子都带有一部分能量E，这份能量对应于光的频率ν：$E=h\nu$，这里h是普朗克常数（$h=6.626\times10^{-34}Js$）。光束的颜色决定于光子的频率，而光强则决定于光子的数量。由于量子化效应，每个电子只能整份地接受光子的能量，因此，只有高频率的光子（蓝光，而非红光）才有能力将电子击出。

爱因斯坦因为他的光电效应理论获得了1921年诺贝尔物理学奖。

德布罗意方程

爱因斯坦提出光的粒子性后，法国物理学家路易·维克多·德布罗意做了逆向思考，他在论文中提出：19世纪以来，只注重了光的波动性的研究，而忽略了光的粒子性的研究。在实物粒子的研究方面，1924年，他又注意到原子中电子的稳定运动需要引入整数来描写，与物理学中其他涉及整数的现象如干涉和振动简正模式之间的类似性，由此构造了德布罗意假设，提出正如光具有波粒二象性一样，实物粒子也具有波粒二象性。他将这个波长λ和动量p联系为德布罗意方程：$\lambda=h/p=h/mv$，其中m代表质量，v代表频率，h代表普朗克常数。

德布罗意方程是对爱因斯坦光电效应等式的一般化，因为光子的动量为$p=E/c$（c为真空中的光速），而$\lambda=c/\nu$。

德布罗意的方程三年后通过两个独立的电子散射实验被证实。在贝尔实验室Clinton Joseph Davisson和Lester Halbert Germer以低速电子束射向镍单晶获得电子经单晶衍射，测得电子的波长与德布罗意公式一致。在阿伯丁大学，G·P汤姆孙以高速电子穿过多晶金属箔获得类似X射线在多晶上产生的衍射花纹，确凿证实了电子的波动性；以后又有其他实验观测到氦原子、氢分子以及中子的衍射现象，微观粒子的波动性已被广泛地证实。根据微观粒子波动性发展起来的电子显微镜、电子衍射技术和中子衍射技术已成为探测物质微观结构和晶体结构分析的有力手段。

德布罗意于1929年因为这个假设获得了诺贝尔物理学奖。汤姆孙和戴维逊因为他们的实验工作共享了1937年诺贝尔物理学奖。

第二节　薛定谔方程与薛定谔猫

薛定谔方程

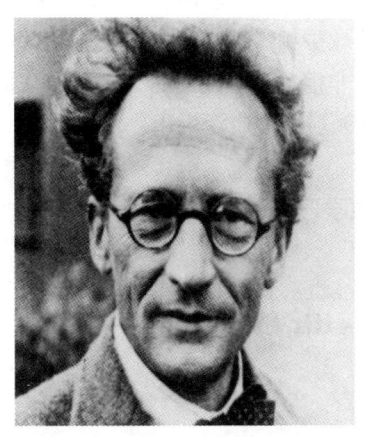

埃尔温·薛定谔

埃尔温·薛定谔（1887—1961），奥地利物理学家，量子力学奠基人之一，发展了分子生物学。维也纳大学哲学博士、苏黎世大学、柏林大学和格拉茨大学教授。在都柏林高级研究所理论物理学研究组中工作17年。因发展了原子理论，和狄拉克（Paul Dirac）共获1933年诺贝尔物理学奖。又于1937年荣获马克斯·普朗克奖章。

薛定谔方程又称薛定谔波动方程，是薛定谔提出的量子力学基本方程。建立于1926年。它是一个非相对论的波动方程。它反映了描述微观粒子的状态随时间变化的规律，它在量子力学中的地位相当于牛顿定律对于经典力学一样，是量子力学的基本假设之一。设描述微观粒子状态的波函数为Ψ（r, t），质量为m的微观粒子在势场V（r, t）中运动的薛定谔方程为：在给定初始条件和边界条件以及波函数所满足的单值、有限、连续的条件下，可解出波函数Ψ（r, t）。由此可计算粒子的分布概率和任何可能实验的平均值（期望值）。当势函数V不依赖于时间t时，粒子具有确定的能量，粒子的状态称为定态。定态时的波函数可写成式中Ψ（r）称为定态波函数，满足定态薛定谔方程，这一方程在数学上称为本征方程，式中E为本征值，是定态能量，Ψ（r）又称为属于本征值E的本征函数。

薛定谔方程是量子力学的基本方程，它揭示了微观物理世界物质运动的基本规律，就像牛顿定律在经典力学中所起的作用一样，它是原子物理学中处理一切非相对论问题的有力工具，在原子、分子、固体物理、核物理、化学等领域中被广泛应用。

薛定谔方程的数学形式

一维薛定谔方程

$$-\frac{\hbar^2}{2\mu}\frac{\partial^2 \Psi(x,t)}{\partial x^2} + U(x,t)\Psi(x,t) = i\hbar\frac{\partial \Psi(x,t)}{\partial t}$$

三维薛定谔方程

$$-\frac{\hbar^2}{2\mu}\left(\frac{\partial^2 \Psi}{\partial x^2} + \frac{\partial^2 \Psi}{\partial y^2} + \frac{\partial^2 \Psi}{\partial z^2}\right) + U(x,y,z)\Psi = i\hbar\frac{\partial \Psi}{\partial t}$$

定态薛定谔方程

$$-\frac{\hbar^2}{2\mu}\nabla^2 \Psi + U\Psi = E\Psi$$

薛定谔猫

薛定谔猫是薛定谔提出的一个理想实验，试图阐述宏观尺度是否遵从微观尺度的量子叠加原理的问题，巧妙地把微观放射源和宏观的猫联系起来，以此证明量子力学在宏观状态下的不完备性。随着物理学的发展，薛定谔的猫还牵引出了平行宇宙等物理问题和哲学争议。

薛定谔在1935年发表了一篇论文，题为《量子力学的现状》，在论文的第5节，描述了薛定谔猫实验：把一只猫放进一个不透明的盒子里，盒子里放置一个装有有毒气体的容器，容器与盒子外包含放射性原子核的实验装置连接在一起。设想这个放射性原子核在一个小时内有50%的可能性发生衰变。如果发生衰变，它将会发射出一个粒子，而发射出的这个粒子将会触发这个实验装置，打破装有毒气的容器，从而杀死这只猫。根据量子力学，未进行观察时，这个原子核处于已衰变和未衰变的叠加态，但是，如果在一个小时后把盒子打开，实验者只能看到"衰变的原子核和死猫"或者"未衰变的原子核和活猫"两种情况。薛定谔想象了一种结构巧妙的精密装置，每当原子衰变而放出一个中子，它就激发一连串连锁反应，最终结果是打破箱子里装有毒气的容器，毒死箱子里的猫。事情很明显：如果原子衰变了，那么毒气瓶就被打破，猫就被毒死。要是原子没有衰变，那么猫就好好地活着。

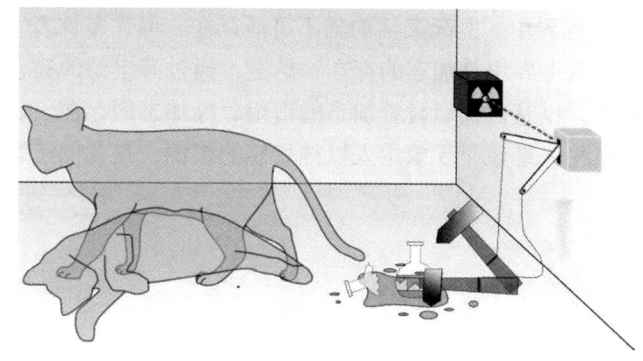

这个理想实验的巧妙之处，在于通过"检测器——原子——毒药瓶"这条因果链，似乎将铀原子的"衰变——未衰变叠加态"与猫的"死——活叠加态"联系在一起，使量子力学的微观不确定性变为宏观不确定性；微观的混沌变为宏观的荒谬——猫要么死了，要么活着，两者必居其一，不可能同时既死又活！

如果我们不揭开盒子的盖子，根据我们在日常生活中的经验，可以认定，此猫或者死，或者活，这是它的两种本征态。根据量子力学，我们用薛定谔方程来描述薛定谔猫，就能证明，它处于一种活与不活的叠加态，我们只有在揭开盖子的一瞬间，才能确切地知道此猫是死是活,此时,猫的波函数由叠加态立即收缩到某一个本征态。一只猫同时又是死的又是活的,它处在不死不活的叠加态,这未免和常规太过冲突,同时在生物学角度来讲也是奇谈怪论。如果打开箱子出来一只活猫,那么要是它能说话,它会不会描述那种死——活叠加的奇异感受?恐怕不太可能。换言之,"薛定谔猫"概念的提出是为了反对量子理论中简单化的二元解释以及统计解释,有力的证实了薛定谔方程的正确性。

薛定谔猫佯谬,实际上揭示了一个十分重要的问题:微观的观测与宏观的观测有所不同。宏观的观测对被观测对象没有什么影响,微观的观测对被观测对象有影响,会引起变化。以观测电子为例,要用光照才能看见,光的最小单位光子的能量虽小但不是零,光子照到被观测的电子上,对电子的影响很大。

在宏观世界中,既死又活的猫不可能存在,但许多许多实验都已经证实了微观世界中叠加态的存在。总之,通过薛定谔的猫,我们认识了叠加态,以及被测量时叠加态的坍缩。叠加态的存在,是量子力学最大的奥秘,是量子现象给人以神秘感的根源,是我们了解量子力学的关键。

第三节　量子共振效应

共振效应是指一个物理系统在其自然的振动频率下，趋于从周围环境吸收更多能量的趋势。自然中有许多地方有共振的现象，例如在电学中，振荡电路的共振现象称为"谐振"。共振不仅在物理学上运用频率非常高，而且，共振现象也可以说是一种宇宙间最普遍和最频繁的自然现象之一，所以在某种程度上甚至可以这么说，是共振产生了宇宙和世间万物，没有共振就没有世界。

共振不仅创造出了宏观的宇宙，微观物质世界的产生，也与共振有着密不可分的干系。从电磁波谱看，微观世界中的原子核、电子、光子等物质运动的能量都是以波动的形式传递的。宇宙诞生初期的化学元素，也是通过共振合成和产生的。有一些粒子微小到简直无法想象，但它们可以在共振的作用之下，在100万亿分之一秒的瞬间，互相结合起来，产生新的化学元素。因为宇宙中这些粒子的生成与共振有着如此密切的关系，所以粒子物理学家经常把粒子称为"共振体"。

量子就是具带有能量的超微粒子。量子共振效应是相互作用的粒子辐射的电磁波在彼此粒子上产生了共振效应，这种共振产生的电磁场符合波动性质，共振体受到表面电磁场影响，粒子的动力学性质和生化学性质将随量子共振效应发生改变。在微观世界里，基本粒子本身具有物质运动普遍规律，即在平衡点上进行的基本粒子间谐振的量子运动。根据量子的波粒二象性原理，一对谐振运动的粒子各自的波动电磁场，辐射在对方的粒子表面上，与对方粒子的电磁波相互作用，产生量子共振效应。当两粒子达到能量平衡态时，其能量为两粒子的共振结合的能量。量子共振效应的产生，取决于共振超微粒子的波动频率、相互作用场的场强、相互作用的距离、外周电磁场等物理量。

第三章 量子医学的基本概念与医学原理

第一节 量子医学的基本概念

量子医学就是建立在量子力学原理的基础上,结合了量子生物学、量子药理学和生命信息学,利用微观状态的电子波动、辐射、能量等形式,对机体进行综合、系统、全面、发展性地预防、调节、诊断、治疗、康复的学科。量子医学的定义说明了它的研究方向和对象是微观粒子的运动规律。因为量子医学是通过量子力学的拓展,以量子技术方式介入医学领域的学科,所以说,量子医学把人类的医学研究直接从宏观状态进入微观世界,量子医学被称为微观医学和波动医学。

在看得见的宏观世界,一切物体或粒子的运动都遵循宏观物体运动的牛顿力学规律。在看不见的微观世界,反映微观粒子运动规律的理论是量子力学。量子力学是决定原子核周围电子及各种超微粒子运动和性质的自然法则。量子就是生物体中电子运动所产生的磁能和超微粒子所产生的能量。其实,将能量分化为量子现象,是微观世界一切粒子变化的普遍规律。因此,微观世界中一切超微粒子都属于量子层次领域。

量子医学是医学领域研究疾病在微观状态下发生状态和规律的生命科学。量子医学中的"微观"是与"宏观"相对的概念。宏观世界一般是指空间线度在10^{-6}厘米以上的物体或粒子世界,微观粒子一般是指空间线度小于10^{-8}厘米的粒子,包括分子、原子和各种基本粒子。微观现象是指微观粒子和场在极其微小的空间范围内的各种现象，如原子中电子的绕原子核运动，基本粒子的相互转化等。微观粒子和微观现象总称微观世界。在微观现象中呈现显著的量子现象和波粒二象性，因此经典物理学在这里不再适用，需应用量子物理学来说明。在医学中，宏观医学是指细胞、分子水平以上，用显微镜看得到的现象；微观医学是指细胞、分子水平以下，用显微镜看不到的现象。

量子医学具有以下涵义：

1. 量子医学是研究微观粒子的运动规律的学科。

2. 量子医学是通过研究发现电子等微观状态的颗粒遵守量子化规律，并应用于医学研究的学科。

3. 量子医学基于电子、光子等微观颗粒量子化特性，开辟医学新时代。

4. 量子医学强调人体的整体性质，认为任何人、事物都是一个系统联系的有机体，这些系统在微观世界中按照量子化规律进行交互、影响，具有整体性、系统性、全面性、前瞻性的特点。这些特点，类似于中医的"整体观念"和"治未病"观念。

第二节　量子医学的医学原理

　　量子医学是研究电磁波与人、动物和植物世界相互作用的生命科学。量子医学是通过研究生物电磁场，测定分析生物微弱磁场波动能量，进行诊断与治疗的医学，亦称波动医学。要建立"量子医学"，就要突破宏观进入微观来研究生命体，量子医学的研究，是从量子层次研究掌握疾病的量子变化规律，根据量子层次的量子运动变化来诊断和治疗疾病。

　　量子医学的奠基人薛定谔说道："只有量子力学能解释生命过程中的化学键的特殊作用。"量子医学包含了微观世界的医学哲学观、微观状态器官粒子运动的规律、精确预测体质微弱变化、阐释微观状态下疾病成因与原理、阐述生命在量子态下的运动特征等。

　　量子医学是建立在量子技术、量子哲学的基础上的医学新学科。量子技术让人类可以在微观状态进行生命与健康的研究和探索，而量子哲学却可以让人类在一个系统中，整体、联系地看问题。所谓量子哲学就是把研究的对象看作是一个系统整体，并从整体出发研究各要素组成系统的方式。这种方式类似于中医学的整体观念。

　　量子医学的思想核心就是以系统观、整体观揭示微观状态下粒子运动的规律。量子医学的出现，使得医学可以清晰地从微观走向宏观，从宏观走向微观，阐释了宇宙万物本质：互相联系、互相影响、相互依存。宏观世界一般是指空间线度在10^{-6}厘米以上的物体或粒子世界，例如人体细胞能用显微镜看清，属于宏观世界。微观世界一般是指空间线度10^{-8}厘米以下的物体或超微粒子世界，例如中子、质子、电子、光子等，是不能用显微镜分辨的，属于微观世界。量子医学的实质就是研究生命的微观世界原理的科学，这一新兴的医学模式，将系统、深层、整体地阐释生命科学，完善生命科学，促进现代医学和传统中医学的研究与发展，为人类生命的健康做出巨大的贡献。

第三节 量子医学的医学价值

量子医学的医学价值体现在以下四个方面:

一、实现医学研究从细胞层次推进到电子微粒层次

量子医学展现微观状态下人体组织、器官运作规律，使人类生命医学获得更全面、系统的研究。在微观状态下运动的微粒，通过以量子形式释放能量，达到量子化事件的发生。量子医学将实现医学研究从细胞层次推进到电子微粒层次。

二、解释明了微观状态和宏观状态的医学模式区别

在宏观状态下，人类的医学研究有所局限，尤其在预防医学方面存在较大的缺失。量子医学能够前瞻性地探测微观状态的疾病信息，使得疾病的预防与检测达到信息化、量子化、细致化、精确化和前瞻化。

三、化解医学领域学术矛盾

量子医学的出现，使医学领域不再存在孰对孰错、孰是孰非的纷争，只存在对于生命观察角度不同的本质区别。比如中医属于自然视觉的观点，强调天人合一，现代医学属于宏观视觉的观点，偏重于解剖的观点，重视生化原理，二者不同的观测角度，决定了医学理论和实践的结果的差异。量子医学的微观医学模式可以科学地解释传统中医学理论和现代医学理论，使量子医学、现代医学和中医学有机结合，统一认识，更好的服务于人类的生命科学。

四、把微观状态的微粒和宏观的症状有机结合起来

量子医学通过以生物量子的角度来研究疾病的形成、消退、异常、好转等阶段，把微观状态下的微粒和宏观的症状有机结合起来。按照生物量子学法则，当生命机体组织细胞的量子辐射不稳定，如生物量

子辐射增加或减少，将导致邻近细胞生物量子辐射的紊乱，人体就会产生病变；而当生物量子辐射正常，不管是通过拽引方式（细胞自动产生调节到正常态的自愈力效应），还是外磁场（共振效应）形式，机体就表现健康状态。

五、破解生命中的量子事件

从量子医学的角度观察，连续的生命过程是由间断的、非连续的、相对独立的基本事件构成的，这些基本事件称为量子事件。生命中的量子事件几乎无处不在：

1. 单分子或离子层次：构成生物大分子的核酸、氨基酸，以及生物大分子如抗原与抗体，配体与受体等以及电解质离子等，这些分子或离子都符合量子的定义。

2. 多分子或多离子层次：比如神经末梢的突触间隙，神经递质通过囊泡的胞裂外排进行量子化释放，每一囊泡约含有1000～50000分子乙酰胆碱或约10000分子去甲肾上腺素。而且量子释放可能是细胞受激释放的普遍规律。此外神经或肌肉细胞产生的动作电位是由离子通道的激活造成的，这种细胞膜内外离子的转运也具有量子化的特征。

3. 单细胞层次：任何细胞的功能都具有量子的特征。

4. 多细胞层次：比如Frost提出骨改建的基本多细胞单位，以及McKibbin提出的初始骨痂反应等。以骨折愈合为例，McKibbin提出的初始骨痂反应实际上是发现了骨折愈合过程的基本量子，骨折愈合过程可快可慢、可进可停都是因为初始骨痂反应实际上是非连续发生的间断事件，否则就无法解释骨折愈合的各种现象。

六、揭示生命信息能量的基本规律

量子化不但是物质间能量交换的基本规律，也是生命系统内外信息交换和储存的基本规律。比如人的各种感觉，包括视、听、嗅、味、触、痛、温热等都是通过神经纤维传入中枢系统的，这种感觉的传入具有明显的量子化特征。

首先各种感觉是通过细胞产生动作电位来进行传导的，对同一个细胞，动作电位的波形及幅度不因外界刺激的强度而改变，只要达到阈值就会发生，神经冲动不但在产生时具有量子化特征，在传导时具有不衰减、不融合性。因此有理由认为人体对各种感觉信息的储存也应该是量子化的，感觉量子是人类认知与思维的基础。

由于相同的感觉量子反复地传入，中枢神经细胞对相同的感觉量子基本会产生相同的细胞反应，这种对感觉量子相同或相似的反应可能是记忆和思维的基础。因此量子化思维可能是破解生命之谜的必由之路。

在微观世界中，所有的生物体都极带有微弱生物磁场，这种生物磁场是由电子围绕原子核旋转而产生的，并且在这微弱生物磁场能量中，携带着不同的健康或疾病的信息。量子医学就是把这种不同微弱生物磁场能量即振动频率加以量化，并应用于人体科学的诊断、预防、治疗以及养生保健。

七、科学地解释中医理论

量子医学将全面改变人类医学的架构。量子医学能够更加科学的阐释中医学的治未病理论、阴阳理论、五行理论、经络理论、气血理论、天人合一理论，并且指导中医学的诊断治疗和养生保健，对于传统中医学进行全新的解释和验证。

第四章　量子医学对生命科学的贡献

第一节　量子医学是生命信息科学

1943年，著名的奥地利科学家、诺贝尔物理学奖获得者薛定谔在《生命是什么》一书中，主张把量子力学、热力学和生命科学的研究结合起来，探索生命的实质性问题。薛定谔提出："生命的根本问题是信息问题，只有量子医学能够解释生命过程中的化学键的特殊作用。"薛定谔的伟大设想，通过几十年的医学实践得到了肯定性的证明。目前，已经发展为可以用量子力学原理来阐明生物分子的结构及其功能，并且进一步阐明细胞的分化和新陈代谢的机理、遗传和变异、衰老和癌变、药物的应用等领域。

量子医学被称为微观医学。人体疾病的发生，开始于机体微观的变化，微观的变化必然导致宏观现象的发生。量子医学在人体处于亚健康状态时，即人体机能出现微观变化时，早期发现疾病，早期治疗疾病，这与中医学"治未病"的概念是一致的。量子医学研究表明，人体的经络系统，是人体信息和能量的动态贮存和传递通道。人体的脏腑、组织、细胞、基因都是信息和能量的统一体，信息和能量通过量子运动运输和传递，量子运动的载体是生物磁场，人体的信息和能量以生物磁场为载体，通过人体的经络系统运输和传递，维持生命的运动。

量子医学认为，生命是由物质、能量、信息三个部分组成的动态统一体。生命的实质是在生命信息指导下，物质、能量的转化运动过程，生命是由信息、物质和能量完美结合在一起的、高度有序化的活性物质。虽然生命的外部表现是物质或能量的变化，但其本质都是在信息指导下的运动过程。人体的生物磁场是生命信息的载体，疾病是人体内在信息损伤的结果，任何疾病都是体内器官与组织形成的电磁场的失衡所引起。量子医学将作为一种重要的诊断和治疗技术，与现代医学、传统医学共同成为生命科学的主力军。

在近几百年内，西方医学借助现代科学技术迅速发展，并且占领了主流医学的地位。现代西方医学对疾病的诊断和治疗，是以人体的宏观变化为基础的。随着现代检验技术的进步，西医能够快速诊断出疾病，并进行对症治疗。但是，西医所能诊断的病变，只限于细胞组织的病变，事实上，发现细胞组织病变后再进行治疗，就已经延误了治疗的最佳时机。我们经常看到，有许多的病种，像高血压、心血管病、脑血管病、糖尿病、癌症，西医都不能做出早期诊断，往往经过西医检查诊断，病情已经比较严重或者已经是晚期，难以治愈，多数患者终生承受着疾病的痛苦。有很多西医检查结果正常的人，突然间患上严重的疾病，很多人突发心脑血管疾病死亡。面对慢性疾病，西医采取的是"头痛医头，脚痛医脚"的局部治疗，医疗手段和方法属于滞后、被动、应对式的医疗，对许多病种缺乏根治的能力，甚至是束手无策，任其发展。生物化学键的改变，究其根源必然是量子力学范畴量子层次（主要是电子）的结构改变。基因图谱的破解，生物学虽已先于医学突破宏观，开始进入分子层次，但要揭示生命之迷，同时治疗人类的各种疑难不治之症，还需要从分子层次深入到量子层次。

从某种意义上讲，当今社会的医院成了消费金钱和消耗生命的场所，成了生命终结的驿站。更为严重的是，西医采用的化学药品的毒副作用已经成为人类的公害和杀手。由于抗生素在世界上的长期广泛的应用，副作用越来越多，细菌的耐药性已经成为医学界的一大难题。世界卫生组织甚至把"抵御耐药性——今天不采取行动，明天就无药可用。"作为2011年世界卫生日的主题。另外，激素类药物的严重副作用已经成为世界性的公害。许多西方医学家探索用物理疗法作为人类将来治疗疾病的手段，以避免化学药品的抗药性和副作用，减少外科手术的并发症和后遗症。另外，许多西医学家试图在中医学的领域内寻找出路。

第二节　量子医学对生命科学的贡献

量子医学将全面改变医学模式

量子医学将在医学检测领域大展身手。医学家们发现水分子中的氢原子可以产生核磁共振现象，利用这一现象可以获取人体内水分子分布的信息，从而精确绘制人体内部结构。美国物理学家保罗·劳特伯于1973年开发出了基于核磁共振现象的成像技术，并且应用他的设备成功地绘制出了一个活体蛤蜊的内部结构图像。目前，核磁共振已经普遍应用于医学检验、诊断和治疗。

量子医学在未来将在中医理论的阐释方面带来积极意义。如中医的阴阳理论、五行理论、经络理论、气机运化理论等方面，可以通过量子医学获得新的解释和印证。

以量子生物物理为基础，依靠生物自然生理的反馈反应的信息，利用混沌数学及傅立叶分析系统转换成数字化生物电磁性信息，从而得到生物体有关身、心、灵具体的健康或异常信息，并做出全方位的健康检测和调节，这种技术称为量子解析法。在20世纪80年代末，美国开始将量子医学用于临床诊断，之后迅速在日本、德国等国家得到发展，20世纪90年代，我国开始量子医学的研究。1980年核磁共振应用于临床医学，生命信息检测仪也随之出现。目前，量子医学已经在多方面得到应用和实践，具有广阔的发展前景。量子医学将实现由宏观医学模式转换为微观医学模式的过度，全面改变医学模式。

量子医学为治愈当今世界众多不治之症开辟新的途径

量子医学是建立在量子力学、量子生物学、量子药理学和生命信息学基础上的现代医学新门类。它将医学从细胞层次推进到了构成人体的基本微粒子——量子态层次。为治愈当今世界众多"不治之症"开辟了新途径。

2005年开始，已经发展为可以用量子力学原理来阐明生物分子的结构及其功能，并且进一步阐明细胞的分化和新陈代谢的机理、遗传和变异、衰老和癌变、药物的应用等领域。量子医学能够提前预报发病前兆及症状，发现早期癌症、糖尿病、心脑血管等各种疾病和潜伏隐患，早期预防和治疗疾病。

北京众邦宏业科技发展有限公司，运用生态能量场技术研发的生态能量养生产品，具有疏通经络，补充人体能量，调节生命信息，恢复组织、器官功能；能够改善睡眠、促进血液循环、提高机体免疫力，强化人体自愈力，可以进行止痛、改善睡眠、解除疲劳、调节血压、抗衰老、美容减肥等量子医学物理治疗。

第三节　我国量子医学发展概况

在20世纪80年代末，美国开始将量子医学用于临床诊断，之后迅速在日本、德国等国家得到发展。我国对量子医学的研究始于20世纪90年代。目前，国内科学家和科研机构对量子医学的研究逐步推进，量子医学已经用于疾病诊断、治疗和其它领域。

量子医学用于疾病检验

量子医学检验包括核磁共振成像技术、量子能量信息检测技术、以及心磁图、脑磁图、心电图、脑电图等检测技术。量子医学检验技术的应用，为医学领域提供了最先进的检验手段。

其主要功能是：

1. 早期预报病情：用于健康普查和疑难病筛选，发现早期癌症、糖尿病、心脑血管等各种疾病和潜伏隐患。

2. 药物和食物鉴定：应用量子医学检测，可以精细确定各类药物和食物的成分，鉴定农药残留体及添加物。

3. 其他领域：量子医学检测已经广泛应用于空气、水质、土质等的环境检测、气象监测、工业产品检测等。

上海交通大学子亮量子共振科技有限公司徐子亮教授等量子医学科学家研制成功了量子共振检测仪（简称ZL-QRS），该仪器通过对人体毛发、尿液、血液、皮肤的检测，对构成物质及生物体内各种不同原子的电子及其超微粒子的运动所产生的微弱磁场，进行捕捉、过滤、解析，从而总结出人体健康和疾病的信息，并基于这一关系对于疾病和亚健康进行诊断和治疗。

人体发病初期，首先是人体物质构造的结构要素发生变化，构成原子的电子运动首先异常。由于电子运动和生物磁场的相关性，一旦引起正常电子的共振磁场变化，从原子到分子、从分子到细胞，从细胞到器官传送信息的通道发生紊乱和破坏，结果引起生理状态异常、细胞损伤和身体器官的异常，疾病也随之发生。ZL-QRS量子共振检测仪就是解析这种现象的新型仪器。它能直接从生物体或物质收集电磁波进入仪器，从被测定的物质中取出需要的成分，然后参照预先设定的标准波形进行比较，计算异常的程度，用富利哀分析法判定样品的波形的变化。

ZL-QRS检查结果与西医诊断符合情况表

项目	诊断人数	符合率	假阳性率	假阴性率
疾病	652	607（93.1%）*，**	32（4.91%）	13（1.99%）
症状	82	76（92.68%）*	5（6.09%）	1（1.22%）
合计	734	683（93.05%）*	37（5.04%）***	14（1.91%）

注：**与症状符合率比较P>0.05　***与假阴性比较P<0.05
*与总体符合率比较P>0.05

　　由上表可见，QRS对疾病检查与对症检查的符合率的差别无显著性意义，二者与总体符合率的差异也无显著性意义，总的符合率达93.05%，表明QRS检查准确率较高。

　　下表是××儿童医院对年龄2个月到15岁小孩所患呼吸道感染疾病经血液化验等和通过量子共振检测所得结论的对照，总符合率达92.51%。可见量子共振检测技术的灵敏度和准确率都是比较高的。

ZL-QRS检查病原体与西医血象等诊断符合率对比

项目	病毒		细菌		支原体		衣原体	
符合情况	符合	不符合	符合	不符合	符合	不符合	符合	不符合
检查例数	1502	40	294	22	2034	196	432	87
符合率	97.4%		93.04%		91.21%		83.24%	

量子共振检测与传统的检测如CT、核磁共振等最大的区别在于确诊率高、确诊时间早。用CT、核磁共振检测癌细胞，只有在癌细胞量达到1亿至10亿个时才能确诊，可这时已错过了治疗的最佳时期。而量子共振只要在体内有5个肿瘤细胞或少量癌细胞就能测试出来，这就为肿瘤的早期检查、诊断赢得时间，并取得较好的治疗效果。一些早期发现的肿瘤病人，通过上海交大量子医学研究中心的防治，解除了手术的痛苦，得到了及时治疗。一些为CT、核磁共振检查所误诊的病人，经过量子共振检测，调整了原来的诊断结论和治疗方案，免除了手术和化疗的痛苦。

量子共振（ZL-QRS）与核磁共振（MRI）和的比较表

项目	核磁共振、CT	量子共振QRS
检测对象	细胞、分子	电子、超微粒子
检查材料	全身扫描	毛发、尿液、血液、手掌
磁场强度	大，10万高斯	小（来自物质发出的磁场），微～毫高斯
诊断速度	需花费时间30分钟以上	可迅速直接进入诊断状态，10几秒至60秒内完成一个项目，并可重复检测
灵敏度	・癌细胞数达10^8～10^9个后才能感知 ・精神病科：病源因子不明 ・感染症：需培养	・只需5～10个病变癌细胞即可感知 ・对毛发，尿液，血液进行微弱磁场检测即可判定 ・可测情志、心理等与疾病的关联度
应用范围	影像诊断	多种（包括诊断）
药效辩证	无	可预测药效和副作用
器件价格	每台百万～千万元	每台几十万元
应用前景	适用于多种疾病的检查，普遍应用于医疗机构	用于预防医学，使防患于未然成为事实
图像处理能力	有	无

上海交大子亮量子共振科技有限公司徐子亮教授等量子医学科学

家的研究成果，引起了社会的轰动。中央电视台、上海电视台、上海教育电视台、上海东方电视台分别进行了多次专题播放。《健康报》、《大众卫生报》、《中国教育报》、《新民晚报》、《交通大学学报》、《中国自然医学杂志》、《上海科普杂志》等数十家报刊杂志也进行了报道。

量子医学用于疾病治疗

北京旷特量子科学研究所首席科学家武华文教授研发的量子信息治疗仪，应用于临床，取得了显著的疗效。武华文教授提出了"量子信息对应效应"这一创新理论，并与中国医学科学院血液研究所、北京美华生物科技有限公司联合，对于量子信息对应效应这一创新理论，做了实验。实验采用量子信息技术，接收固体粉末状睾丸素的本体信息，作为量子治疗仪的信号源，以电磁波为载体，通过电磁波的能量和所携带的固体粉末状睾丸素的本体信息，传送给实验小鼠，在不消耗固体睾丸酮的情况下，提高小鼠血清血睾酮的含量，其基本原理是通过"将其所携带的特定信息复制，传递给受体，从而使受体发生预期的改变"。物质本体信息理论认为，所有物质都有其特定的频率，用固体睾丸素的特定频率通过量子治疗仪传送给雄性小鼠，使固体睾丸素的频率与小鼠体内血睾酮的频率发生了共振效应，从而提高了小鼠内源性血睾酮的含量。这一实验的结果表明，量子信息对应效应这一创新理论，将会为现代临床治疗手段提供一种新的思路和方法，同时对治疗药物的使用量将大幅减少，患者医疗费用也随之降低。

武华文教授使用全频谱量子信息治疗仪对严重急性呼吸综合征（非典型性肺炎SARS）进行临床治疗和观察，结果是：治疗组X线胸片显吸率明显高于对照组（$p<0.05$），治疗组CD3、CD4T淋巴细胞亚群比率明显高于对照组（$p<0.01$），治疗组重症患者血清乳酸脱氧酶改善显著优于对照组（$p<0.01$）。治疗期间，患者未发生副作用。结论是：全频谱量子信息治疗严重性呼吸综合征是一种有效的辅助治疗方法。

北京众邦宏业科技发展有限公司运用量子医学和中医"治未病"理论，研发了生态能量养生产品。生态能量养生产品经历了十几年的研发体验，普遍体验和使用结果表明：在使用生态能量养生床垫后，高血压、糖尿病患者病情好转，未发现猝死患者；容易患感冒的人，感冒次数明显减少；颈椎病、腰椎病患者疼痛缓解；失眠和神经衰弱症明显好转；疲劳者恢复体力，精神焕发；孕妇实验组20名孕妇使用生态能量养生床垫后，15人顺产，5人剖腹产，所有胎儿和新生儿生理指数正常；三高群体实验表明，86.3%的高血压患者血压保持稳定的正常值，83.7%的心脏病患者趋向康复，87.2%的脑血栓后遗症有恢复生活自理倾向，多数患者出现囊肿消退、老年斑淡化、白发变黑的效果。

体验得出的结论是：生态能量养生产品对人体没有副作用和不良反应，生态能量养生产品适合人体的正常生理状态，适用于孕妇、胎儿、青少年、中老年各个年龄段的人群，适应健康、亚健康、疾病各种身体状态。生态能量养生产品，能够让健康者更健康，亚健康者恢复健康，疾病者逐渐康复。生态能量养生产品没有发现禁忌症。

中国计量科学院对生态能量养生床垫的检测报告（编号DLcx2008—4364）结果显示：在床垫上方0厘米处（即床垫表面），平均磁场强度为7.8高斯；在床垫上方30厘米处，平均磁场强度为2.025高斯；在床垫上方50厘米处，平均磁场强度为1.25高斯。符合"平均磁场强度2—50高斯"的企业标准。正常成年男性人体平卧身体厚度为22厘米，成年女性人体平卧身体厚度为19厘米，人体的厚度比较接近30厘米的检测数据。人体平卧于生态能量养生床垫时，受到平均生态能量磁场强度为2高斯、穿透力为50厘米以上（可达到100厘米）的外加生态能量场的作用。检测数据符合人体全身长期接触恒定磁场的安全剂量为100高斯（10mT）以下的国际安全标准，适合人体长期使用。

量子技术在其它领域的应用

《科技日报》报道，北京旷特量子科学研究所首席科学家武华文教授，将量子除垢技术用于锅炉的防垢除垢，效果可观。量子除垢技术科技含量很高，操作却很简单。只需把特制的量子金属环套在锅炉的进水管上，不用通电，不用维修，不用添加剂，节能环保，安全防爆。其基本原理是将相应的量子技术动态信息刻录在合金上，合金自身产生的能量通过载体水或混合物，产生微振能量场，使接受物振动能量场发生改变，从而达到防垢除垢的目的。

　　武华文教授研制的量子除甲醛仪，对皮衣、皮鞋等皮革制品进行处理后，甲醛含量消除率达86.7%，从源头上消除了甲醛。这项新技术是将特制的动态信息通过载体电磁波的传递，使接受物质的结构发生改变，从而达到从源头分解甲醛的目的。特点是处理面积大，操作简单，并保持皮革的原有属性，不褪色，不硬化，并可以在不拆开包装的情况下进行处理。

　　武华文教授的量子信息技术，已经应用于家庭用水、工业废水处理、空气净化、医药化工、环境保护、建筑材料、室内装修、农业、白酒、烟草等多个领域，具有广阔的发展前景。

第五章　量子医学与中医学

中医学是中国的传统医学，它是一门实践科学。中医理论是在中国古代朴素唯物主义哲学的指导下，经过长期的医学实践而逐步形成的。中医学的特点是整体观念和辨证施治，中医的检验和诊断手段是望、闻、问、切，以人体的能量信息变化为基础，结合医生的经验来判断病因病机，难以量化和统一标准，加上中医理论相对抽象，有很多"只能意会，不能言传"的因素，因此中医难于继承和发扬，后继乏人，这就给中医的发展带来了很大的障碍。然而，以黄帝、神农为代表的古圣先贤，创立了天人相应、阴阳五行、整体观念、气血、经络、藏象学说、治未病理论，确立了朴素的人体信息能量哲学思想，为现代量子医学和现代生命信息学的研究，奠定了坚实的理论和实践基础。

第一节　量子医学与中医经络理论

经络是人体中经脉和络脉的总称，它是人体气血运行的通道。经络的主要功能是运行全身气血，它"内属于脏腑，外络于肢节"，联络脏腑肢节，沟通上下内外，从而将人体各部分联接成一个有机的统一整体。经络学说是研究人体经络系统的生理功能、病理变化及其与脏腑关系的学说，是中医学理论体系的重要组成部分。经络学说体现了中医学高度科学的生理解剖学思想，对于临床各科的诊断治疗都有重要的指导意义，特别是中医学的针灸、推拿、养生理疗，都是以经络学说为理论基础。

70年代德国生物物理学家波普（Fritz-Albert Popp）以及90年代我国科学家张长琳教授的研究结果均表明，人体内存在着一个连续分布的电磁波叠加形成的三维干涉图，该图主体部分正好与《黄帝内经》记载的经络循行路线相吻合。进一步研究证明，中医学中的经络，是人体信息、能量的贮存和传递的动态通道。这一研究成果，为揭示经络的实质做出了贡献，经络功能的新的发现，也为研究量子医学这一新的生命科学，开辟了新的思路。

中医学将一昼夜分为子、丑、寅、卯、辰、巳、午、未、申、酉、戌、亥十二个时辰，即十二地支，并形成了研究人体气血在各个时段运行于经络的规律的理论—子午流注学说。子午流注学说是中医学的重要组成部分，是研究人体经络气血运行的时刻表。子午流注学说认为，人体气血的运行是以经络为通道，按照一定的时间规律，循行无端，有序运转，这也体现了"天人相应"的观念。掌握生命时序，以经络为轨道，合阴阳之纲纪，应天地之造化，这就是中医学的养生之道。经络运行的时序规律可概括为：肺寅大卯胃辰工，脾巳时午心小未充，申膀酉肾心包戌，亥三子胆丑肝通。

人体的经络运行畅通，则气血周流不息，出入于脏腑，流布于经络，贯通于阴阳，洒陈于脏腑，正如《素问·生气通天论》所言"阴平阳秘,精神乃治。"如果经络运行不畅,则气血失于健运,影响人体的生长、发育,脏腑、组织器官的生理活动,出现血液和津液的生成不足,运行迟缓,输布、排泄障碍等病理变化。

第二节 量子医学与中医气化理论

量子医学认为,生命是由物质、能量、信息三个部分组成的动态统一体。生命的实质是信息指导下的物质能量的转化运动过程,生命是由信息、物质和能量完美结合在一起的、高度有序化的活性物质。中医学的阳气、气化等"气"的概念,是人体信息和能量的具体体现,它标志着中国医学早在几千年前就对人体的能量进行了研究和探索,并贯穿于整个中医学理论体系中。中医学的"气化"运动,是人体潜能的表现方式,是人体能量和信息的反映,它与量子医学的能量信息理论是一致的。量子医学的出现,能够更加科学的阐释和运用中医学气化理论。

气,是构成人体和维持人体生命活动的最基本物质,它对于人体具有十分重要的多种生理功能。中医认为,气为阳,血为阴。凡是运动的、外向的、上升的、温热的、明亮的、功能性的方面皆属于阳;相对静止的、内守的、下降的、寒冷的、晦暗的、物质性的方面皆属于阴。张景岳在《景岳全书》中提出:"天之大宝,只此一丸红日;人之大宝,只此一息真阳"。这里的"真阳"就是指人的阳气和呼吸之气,认为阳气是人体阴阳矛盾中的主导方面,原因是万物之生在于阳气,万物之死亦在于阳气。人之生长壮老,皆由阳气为之主,精血津液之生成,皆由阳气为之化。基于阳气为主导的思想,张氏又指出:"阳强则寿;阳衰则夭。"认为人体阳气的盛衰,关系着生命的寿夭。事物的性质,主要是由取得支配地位的矛盾主要方面所规定的。生和死的区别在于阳气为主导的运动形式向其他运动形式转化,以阳气为主导,是养生和临床必须遵循的原则。

人体的气化运动是永恒的,存在于生命过程的始终,没有气化就没有生命,故《素问·六微旨大论》曰:"物之生,从乎化,物之极,由乎变,变化之相薄,成败之所由也。"由此可见,气化运动是生命最基本的特征。如果气化作用失常,则能影响整个物质代谢过程。如:影响饮食物的消化吸收,影响气、血、津液的生成、输布,影响汗液、尿液和粪便的排泄等,从而形成各种复杂的病变。

第三节　量子医学与中医"治未病"理论

《黄帝内经·素问·四气调神大论》曰:"是故圣人不治已病治未病,不治已乱治未乱,此之谓也。夫病已成而后药之,乱已成而后治之,譬犹渴而穿井,斗而铸兵,不亦晚乎。"《灵枢·逆顺》曰:"上工刺其未生者也,其次刺其未盛者也,其次刺其已衰者也。下工刺其方袭者也,与其形之盛者也,与其病之与脉相逆者也。方其盛也,勿敢毁伤;刺其已衰,势必大昌。故曰:上工治未病,不治已病,此之谓也。"《素问·阴阳应象大论》:"善治者治皮毛,其次治肌肤,其次治筋脉,其次治六腑,其次治五脏。治五脏者,半死半生也。"

"治未病"理论是中医学的预防医学和养生保健法则,是祖国医学对现代预防医学的巨大贡献。"治未病"一直被国际医学界上评价为"最先进最超前的预防医学"。唐代名医孙思邈又发展为"上工治未病,中工治欲病,下工治已病"。人体的状态不外三种:健康状态、疾病状态以及二者之间的亚健康状态。健康状态可理解为"未病",疾病状态为"已病",亚健康状态为"欲病"。

量子医学与中医学的"治未病"理论,殊途同归。量子医学是建立在量子力学、量子生物学、量子药理学和生命信息学基础上的现代医学新门类。它将医学从细胞层次推进到了构成人体的基本微粒子——量子态层次,从微观医学的层面探索生命的奥秘。目前,已经发展为可以用量子力学原理来阐明生物分子的结构及其功能,并且进一步阐明细胞的分化和新陈代谢的机理、遗传和变异、衰老和癌变、药物的应用等领域。量子检测功能在医学领域的应用,能够提前预报发病前兆及症状,发现早期癌症、糖尿病、心脑血管等各种疾病和潜伏隐患,早期预防和治疗疾病,为治愈当今世界众多"不治之症"开辟了新途径。量子医学将为真正实现"治未病",开拓出一条绿色的生命通道。

第六章 中外量子科学家传略

第一节 外国部分量子科学家

马克斯·普朗克

简历

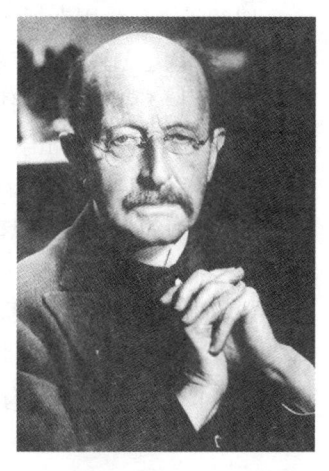

马克斯·普朗克（1858年—1947年），德国物理学家，量子论的奠基者。普朗克被誉为量子力学之父，是近代物理学的开拓者之一。1858年4月23日，普朗克出生在丹麦王国基尔（现属德国）。1900年马克斯·普朗克提出了一个大胆的假说，在科学界一鸣惊人。这一假说认为辐射能（即光波能）不是一种连续不断的流的形式，而是由小微粒组成的。他把这种小微粒叫做量子。普朗克的假说与经典的光学说和电磁学说相对立，使物理学发生了一场革命，使人们对物质性和放射性有了更为深刻的了解。普朗克提出了一个重要的物理学常数——普朗克常数，以调和经典物理学理论研究热辐射规律时遇到的矛盾。基于普朗克常数的假设，他推导出黑体辐射的普朗克公式，圆满地解释了实验现象。这个成就揭开量子力学的序幕，普朗克因此获得1918年诺贝尔物理学奖。1926年，普朗克成为英国皇家学会会员，同时还担任了柏林威廉皇家研究所所长。1947年10月因中风后遗症逝世，终年89岁。

科学贡献

普朗克最大贡献是在1900年提出了能量量子化，其主要内容：黑体是由以不同频率作简谐振动的振子组成的，其中电磁波的吸收和发射不是连续的，而是以一种最小的能量单位 ε（$\varepsilon=h\nu$）为最基本单位而变化着的。能量 ε，叫作能量子。其中ν是辐射电磁波的频率，$h=6.626\times10^{-34}Js$，即普朗克常数。也就是说，振子的每一个可能的状态以及各个可能状态之间的能量差必定是$h\nu$的整数倍。

荣誉与奖励

1915年，获Pour le mérite科学和艺术勋章；

1918年，获诺贝尔物理学奖；

1928年，获德意志帝国雄鹰勋章（Adlerschild des Deutschen Reiches）；

1929年，与爱因斯坦共同获马克斯·普朗克奖章，该奖项由德国物理学会于该年创设。同年获法兰克福大学、慕尼黑工业大学、罗斯托克大学、柏林工业大学、格拉茨大学、雅典大学、剑桥大学、伦敦大学和格拉斯哥大学荣誉博士学位；

1938年，第1069号小行星（1927年1月28日由德国天文学家马克斯·沃夫在海德堡发现）以普朗克的名字命名为Planckia，时年普朗克80岁；

1957年至1971年，德国官方2马克硬币使用普朗克的肖像；

1983年，德意志民主共和国发行一枚5马克纪念硬币，纪念普朗克诞辰125周年；如今有很多学校和大学以普朗克的名字命名。

爱因斯坦

简历

阿尔伯特·爱因斯坦（1879年3月14日—1955年6月12日），德国物理学家。他于1879年出生于德国乌尔姆市的一个犹太人家庭，1900年毕业于苏黎世联邦理工学院，入瑞士国籍。1905年获苏黎世大学哲学博士学位。曾在伯尔尼专利局任职，在苏黎世工业大学担任大学教授。1913年返德国，任柏林威廉皇帝物理研究所所长和柏林洪堡大学教授，并当选为普鲁士皇家科学院院士。1933年爱因斯坦在英国期间，被格拉斯哥大学授予荣誉法学博士学位。因为受到纳粹政权的

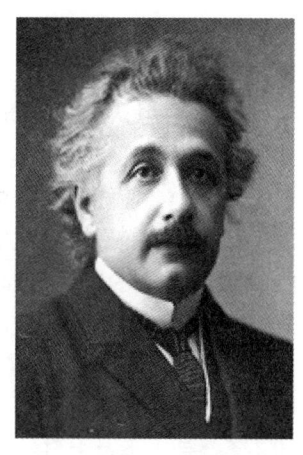

迫害，脱离德国到美国，担任普林斯顿高等研究所教授，从事理论物理研究工作，1940年写了一篇著名论文，"我不信仰一个人格化的神"。1955年4月，爱因斯坦被诊断出患有主动脉瘤，4月18日因主动脉瘤破裂导致脑溢血，逝世于普林斯顿，终年76岁。

科学贡献

光电效应

1905年，爱因斯坦提出光子假设，成功解释了光电效应，因此获得1921年诺贝尔物理奖。光照射到金属上，引起物质的电性质发生变化。这类光变致电的现象被人们统称为光电效应（Photoelectric effect）。光电效应分为光电子发射、光电导效应和光生伏特效应。前一种现象发生在物体表面，又称外光电效应。后两种现象发生在物体内部，称为内光电效应。赫兹于1887年发现光电效应，爱因斯坦第一个成功的解释了光电效应：光必定是由与波长有关的严格规定的能量单位（即光子或光量子）所组成。在光电效应里，电子的射出方向不是完全定向的，只是大部分都垂直于金属表面射出，与光照方向无关，光是电磁波，但是光是高频震荡的

正交电磁场，振幅很小，不会对电子射出方向产生影响。

能量守恒

物质不灭定律，说的是物质的质量不灭；能量守恒定律，说的是物质的能量守恒。这两个定律，各自说明了不同的自然规律。有人以为，物质不灭定律是一条化学定律，能量守恒定律是一条物理定律，它们分属于不同的科学范畴。

爱因斯坦认为，物质的质量是惯性的量度，能量是运动的量度；能量与质量并不是彼此孤立的，而是互相联系的，不可分割的。物体质量的改变，会使能量发生相应的改变；而物体能量的改变，也会使质量发生相应的改变。在狭义相对论中，爱因斯坦提出了著名的质能公式：$E=mc^2$（这里的E代表能量，m代表质量，c代表光的速度，近似值为$3\times10^8 m/s$，这说明能量可以用减少质量的方法创造）。爱因斯坦的质能关系公式，正确地解释了各种原子核反应。爱因斯坦从更新的高度，阐明了物质不灭定律和能量守恒定律的实质，指出了两条定律之间的密切关系，使人类对大自然的认识又深了一步。

中国情愫

爱因斯坦是真正的世界公民，他的爱是没有国界的，他对中国的感情，完全建立在人类的同情心和强烈的人道主义情怀之上。

1919年，爱因斯坦的相对论传播到中国，给中国学术界留下了深刻的印象；

1920年，中国现代大学之父蔡元培与爱因斯坦接触，希望他可以到北京大学讲学；

1922年冬天，他应邀到日本讲学，往返途中，两次经过上海，一共停留了三天，亲眼看到了处于苦难中的中国，并寄予深切的同情；

1931年"九一八"事变发生，当时的国际社会却表现出无奈和无能，当年11月17日，爱因斯坦公开谴责日本侵略东三省的罪恶行径，呼吁各国联合起来对日本进行经济制裁；

1932年10月，中国共产党的创始人陈独秀在上海被捕，爱因斯坦和罗素、杜威等具有国际声望的学者联名致电蒋介石，要求释放；

1936年，爱因斯坦在美国普林斯顿大学与前来年进修的周培源第

一次个别交谈时说:"中国人民是苦难的人民。"他的同情是真挚的、发自内心的,不是挂在嘴上,而是付诸行动的;

1937年3月,主张抗日的沈钧儒、章乃器、王造时、史良等"七君子"被捕入狱后,他又联合杜威、孟禄等著名学者通电援救,向国民党当局施加道义的压力;

1938年6月,为了帮助中国的抗日战争,他和罗斯福总统的长子一同发起"援助中国委员会",在美国2000个城镇开展援华募捐活动;

1955年,爱因斯坦去世后,许良英和周培源都曾发表长篇悼念文章;

1979年,北京隆重举行了爱因斯坦诞辰100周年的纪念大会。

荣誉与奖励

1921年,爱因斯坦因光电效应研究而获得诺贝尔物理学奖,他的研究推动了量子力学的发展;

1929年2月,发表《统一场论》,获得普朗克奖章;

1930年12月13日,美国纽约市长沃克向爱因斯坦赠送纽约市的金钥匙;

1934年,爱因斯坦的文集《我的世界观》出版,获富兰克林奖章;

1999年,被美国《时代周刊》评选为"世纪伟人"。

尼尔斯·玻尔

简历

尼尔斯·玻尔（1885年10月7日－1962年11月18日），丹麦物理学家。他通过引入量子化条件，提出了玻尔模型来解释氢原子光谱，提出对应原理，互补原理和哥本哈根诠释来解释量子力学，对二十世纪物理学的发展影响深远。由于"对原子结构以及从原子发射出的辐射的研究"，荣获1922年诺贝尔物理学奖。

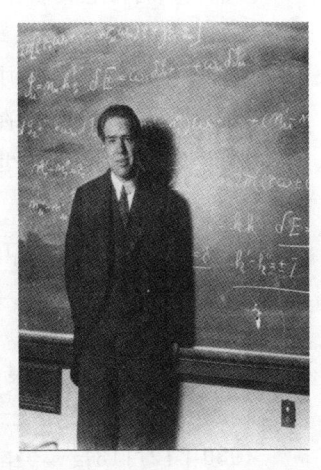

玻尔生于丹麦首都哥本哈根，父亲克里斯蒂安·玻尔是哥本哈根大学的生理学教授，母亲出身于一个富有的犹太人家庭。玻尔从小受到良好的家庭教育，并爱好足球，曾经和弟弟哈那德·玻尔共同代表丹麦AB足球俱乐部参加职业足球比赛。1903年玻尔进入哥本哈根大学学习物理，1911年获博士学位。随后，他曾在曼彻斯特大学卢瑟福的实验室短期工作。基于卢瑟福的原子核理论和普朗克的量子说，1913年玻尔提出了原子结构的玻尔模型。按照这一模型电子环绕原子核作轨道运动，外层轨道比内层轨道可以容纳更多的电子；较外层轨道的电子数决定了元素的化学性质。如果外层轨道的电子落入内层轨道，将释放出一个带固定能量的光子。1962年11月18日，玻尔因心脏病突发在丹麦的卡尔斯堡寓所逝世，享年77岁。

科学贡献

量子力学

玻尔从1905年开始他的科学生涯，一生从事科学研究，整整达57年之久。他的研究工作开始于原子结构未知的年代，结束于原子科学已趋成熟，原子核物理已经得到广泛应用的时代。他对原子科学的贡献使他无疑地成了20世纪上半叶与爱因斯坦并驾齐驱的、最伟大的物理学家之一。

在1913年发表的长篇论文《论原子构造和分子构造》中，认为氢原子的原子核是一个质子，原子核带正电，原子核外有一个电子，带负电，它们之间的相互作用主要是库仑力的吸引。电子环绕原子核运动时，只有满足一个条件时，运动才是稳定的，这个条件被称为量子化条件。量子化条件要求电子绕核运动的角动量不能取任意值，只能取约化普朗克常数的整数倍。这表明稳态氢原子的能量可取值也不能连续变化，而只能取某些分立的值。按照这个理论模型，稳态氢原子的能量是负的，并且与主量子数（principal quantum number）的平方成反比。当氢原子从能量较高的状态变回能量相对更低的状态时，多余的能量就要以电磁辐射的形式放出，表现为有确定能量的光量子，形成巴耳末系。

波尔模型

玻尔的原子结构模型为一个"半经典物理学"的原子结构理论模型，这个模型很好地解释了氢原子的结构问题，而且可以精确地导出普遍描述氢原子光谱的里伯德公式

$v=R[(n^{-2}) - (n'^{-2})]$

其中v为频率。n、n′为两个不同的主量子数。

玻尔的原子结构模型还存在着一定的缺陷，但它是原子结构上里程碑式的认识，极大地启发了海森堡、薛定谔、玻恩等人，为现代量子力学的结构模型奠定了基础。

互补哲学

1928年玻尔首次提出了互补性观点，试图回答当时关于物理学研究和一些哲学问题。其基本思想是，任何事物都有许多不同的侧面，对于同一研究对象，一方面承认它的一些侧面就不得不放弃其另一些侧面，在这种意义上它们是"互斥"的；另一方面，那些另一些侧面却又不可完全废除的，因为在适当的条件下，人们还必须用到它们，在这种意义上说二者又是"互补"的。

按照玻尔的看法，追究既互斥又互补的两个方面中哪一个更"根本"，是毫无意义的；人们只有而且必须把所有的方面连同有关的条件

全都考虑在内,才能而且必能得到事物的完备描述。玻尔认为他的互补原理是一条无限广阔的哲学原理。在他看来,为了容纳和排比"我们的经验",因果性概念已经不敷应用了,必须用互补性概念这一"更加宽广的思维构架"来代替它。因此他说,互补性是因果性的"合理推广"。尤其是在他的晚年,他用这种观点论述了物理科学、生物科学、社会科学和哲学中的无数问题,对西方学术界产生了相当重要的影响。

玻尔的互补哲学受到了许多有影响的学者们的拥护,但也受到另一些同样有影响的学者们的反对。围绕着这样一些问题,爆发了历史上很少有先例的学术大论战,这场论战已经进行了好几十年,至今并无最后的结论,而且看来离结束还很遥远。

原子核研究

作为卢瑟福的学生,玻尔除了研究原子物理学和有关量子力学的哲学问题以外,对原子核问题也是一直很关心的。从20世纪30年代开始,他的研究所花在原子核物理学方面的力量更大了。他在30年代中期提出了核的液滴模型,认为核中的粒子有点像液滴中的分子,它们的能量服从某种统计分布规律,粒子在"表面"附近的运动导致"表面张力"的出现,如此等等。这种模型能够解释某些实验事实,是历史上第一种相对正确的核模型。在这样的基础上,他又于1936年提出了复合核的概念,认为低能中子在进入原子核内以后将和许多核子发生相互作用而使它们被激发,结果就导致核的蜕变。这种颇为简单的关于核反应机制的图像至今也还有它的用处。

当L·迈特纳和O·R·弗里施根据O·哈恩等人的实验提出了重核裂变的想法时,玻尔等人立即理解了这种想法,并对裂变过程进行了更详细的研究。玻尔并且预言了由慢中子引起裂变的是铀-235而不是铀-238。他和J.A.惠勒于1939年在《物理评论》上发表的论文,被认为是这一期间核物理学方面的重要成就。众所周知,这方面的研究导致了核能的大规模释放。

荣誉与奖励

1907年,玻尔以有关水的表面张力的论文,获得丹麦皇家科学文学院的金质奖章;

1917年，当选为丹麦皇家科学院院士；

1920年，创建哥本哈根理论物理研究所。他在此后的四十年，一直担任所长职务；

1922年，第72号元素铪的发现证明了玻尔的理论，玻尔由于对于原子结构理论的贡献获得诺贝尔物理学奖；

1926年，获富兰克林奖章；

1939年，玻尔任丹麦皇家科学院院长；

1944年，玻尔在美国参加了和原子弹有关的理论研究；

1947年，被丹麦政府封为"骑象勋爵"；

1952年，玻尔倡议建立欧洲原子核研究中心（CERN），并且自任主席；

1955年，玻尔参加创建北欧理论原子物理学研究所，担任管委会主任。同年丹麦成立原子能委员会，玻尔被任命为主席。

德布罗意

简历

路易·维克多·德布罗意（1892年8月15日—1987年3月19日）出生于迪耶普，法国著名理论物理学家，波动力学的创始人，物质波理论的创立者，量子力学的奠基人之一。德布罗意1910年获巴黎索邦大学文学学士学位，1913年又获理学士学位，1924年获巴黎大学博士学位，在博士论文中首次提出了"物质波"概念。1929年获诺贝尔物理学奖，1932年任巴黎大学理论物理学教授，1933年被选为法国科学院院士。1987年3月19日逝世，终年95岁。

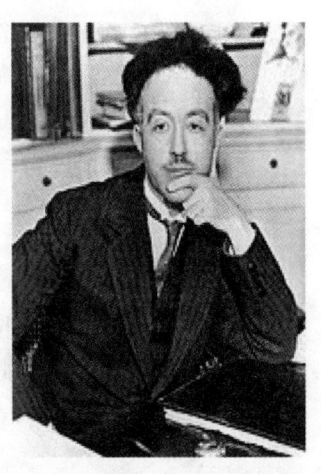

科学贡献

1923年9月至10月间，路易·维克多·德布罗意连续在《法国科学院通报》上发表了三篇有关波和量子的论文：第一篇题目是"辐射——波与量子"，提出实物粒子也有波粒二象性，认为与运动粒子相应的还有一正弦波，两者总保持相同的位相。后来他把这种假想的非物质波称为相波。他把相波概念应用到以闭合轨道绕核运动的电子，推出了玻尔量子化条件；在第二篇题为"光学——光量子、衍射和干涉"的论文中，德布罗意提出如下设想："在一定情形中，任一运动质点能够被衍射。穿过一个相当小的开孔的电子群会表现出衍射现象。正是在这一方面，有可能寻得我们观点的实验验证。"；在第三篇题为"量子气体运动理论以及费马原理'的论文中，他进一步提出："只有满足位相波谐振，才是稳定的轨道。"在第二年的博士论文中，他更明确地写下了："谐振条件是$l=n\lambda$，即电子轨道的周长是位相波波长的整数倍。"

德布罗意在这里并没有明确提出物质波这一概念，他只是用位相波或相波的概念，认为可以假想有一种非物质波。可是究竟是一种什么波呢？在他的博士论文结尾处，他特别声明："我特意将相波和周期现象说得比较含糊，就象光量子的定义一样，可以说只是一种解释，因此最好将这一理论看成是物理内容尚未说清楚的一种表达方式，而不能看成是最后定论的学说。"物质波是在薛定谔方程建立以后，诠释波函数的物理意义时才由薛定谔提出的。德布罗意并没有明确提出波长λ和动量p之间的关系式：$\lambda=h/p$（h即普朗克常数），后来人们发现在他的论文中实际已经隐含了这一关系，就把这一关系称为德布罗意公式。

1924年，德布罗意完成了博士论文《量子理论研究》，创建了电子波理论，推论出关于物质的波粒二象性：任何物质同时具备波动和粒子的性质。因为这历史性的发现，瑞典皇家科学院特别颁授德布罗意1929年的诺贝尔物理学奖。

荣誉与奖励

1929年，获法国科学院享利·彭加勒奖章，同年又获诺贝尔物理学奖；

1932年，获摩纳哥阿尔伯特一世奖；

1933年，德布罗意成为法国科学院的院士；

1938年，因为德布罗意在理论物理学的杰出贡献，德国物理学会颁给他最高荣誉马克斯·普朗克奖章；

1944年10月12日，他荣膺法兰西学术院第一席位的院士；

1945年，荣获法国原子能委员会高级顾问，他于昂利·庞加莱研究院建立了工程力学中心，推动了量子分子科学国际学院的创立，并成为其早期会员；

1952年，由于德布罗意热心教导民众科学知识，联合国教育、科学及文化组织授予他一级卡琳加奖；

1953年，当选为伦敦皇家学会的院士；

1956年，获法国国家科学研究中心的金质奖章；

1961年，荣获法国荣誉军团大十字勋章。

维尔纳·卡尔·海森堡（Wener Karl Heisenberg）

简历

维尔纳·卡尔·海森堡（1901年—1976年），德国著名的理论物理学家、哲学家，量子力学的创始人之一。海森堡是继爱因斯坦之后最有作为的科学家之一。与爱因斯坦受普朗克的量子理论的启发而提出了光量子假设一样，海森堡也是得益于爱因斯坦的相对论的思路而于1925年创立起了矩阵力学，并提出不确定性原理及矩阵理论。海森堡还完成了核反应堆理论。由于他取得的上述巨大成就，使他成了20世纪最重要的理论物理和原子物理学家。1932年，海森堡因在人们研究微观世界必不可少的有力工具——量子力学的创立中所起的作用，获得诺贝尔物理奖。

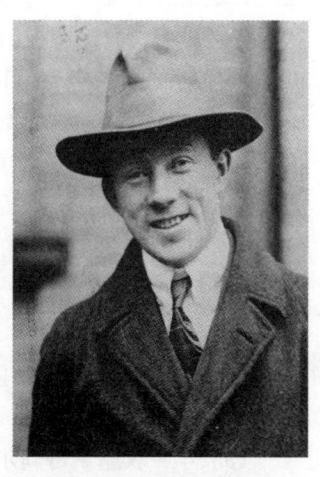

科学贡献

1927年，海森堡发表了《量子理论运动学和力学的直观内容》一文，提出了深具影响力的"测不准原则"，奠定了从物理学上解释量子力学的基础。他认为，当我们的工作从宏观领域进入微观领域时，我们的宏观仪器（观测工具）必然会对微观粒子（研究对象）产生干扰。平时，人们只能用反映宏观世界的经典概念来描述宏观仪器所测量到的结果，所测量到的结果就同粒子的原来状态不完全相同。根据这个原理，海森堡宣称，人们不可能同时准确地确定一个物理的位置和速度，其中一个量测定得越准确，则另一个量就越不准确。因此，在确定运动粒子的位置和速度时一定存在一些误差。这些误差对于普通人来说是微不足道的，但在原子研究中却不容忽视。

在测不准原理发现之前，很多人认为，如果能预先测量到自然界中每个粒子在任何时刻运动的位置和速度，那么对于整个宇宙的历史，无论是过去，还是将来，原则上来说都是可以计算出来的。然而，测不准原理却否定了这种情况存在的可能性。因为事实上，人们并不能在同一时刻准确地测量到粒子运动的位置和速度。测不准原理在一定程度上说明了科学测量存在的局限性，它说明物理学上的基本定律有时也不能让科学家在理想的状况下正确认识研究体系，因而无法完全预测这一体系将要发生的变化。这一原理的提出具有巨大而深远的意义，它是对科学上的基本哲学观——决定论思想的一次重大革新：它告诉人们，测量仪器的不断改进，也不可能克服实际存在的误差。因而，在实践中，这一原理被越来越多的科学家所接受。

海森堡撰写了一系列物理学和哲学方面的著作，如《原子核科学的哲学问题》、《物理学与哲学》、《自然规律与物质结构》、《部分与全部》、《原子物理学的发展和社会》等等，为现代物理学和哲学做出了不可磨灭的贡献。

荣誉与奖励

海森堡获得过马克斯·普朗克奖章、德国联邦十字勋章等奖章，被布鲁塞尔大学、卡尔斯鲁厄大学和布达佩斯大学授予荣誉博士头衔。他是伦敦皇家学会的会员、以及哥廷根、巴伐利亚、萨克森、普鲁士、瑞典、罗马尼亚、挪威、西班牙、荷兰、罗马、美国等众多科学学会的成员，德国科学院和意大利科学院的院士。

1932年，诺贝尔物理学奖；

1953年，成为洪堡基金会的主席；

1970年，获得"玻尔国际奖章"。

埃尔温·薛定谔

简历

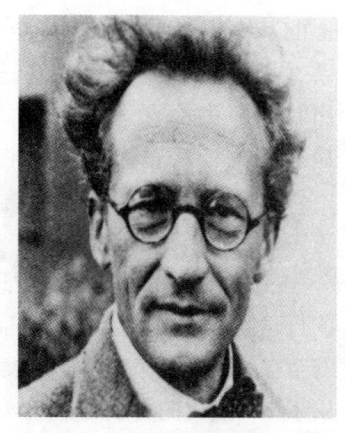

埃尔文·薛定谔(1887年8月12日—1961年1月14日),1887年8月12日出生于奥地利首都维也纳。著名的理论物理学家,量子力学的重要奠基人之一,同时在固体比热、统计热力学、原子光谱等方面享有成就。1933年因薛定谔方程获诺贝尔物理学奖,1937年荣获马克斯·普朗克奖章。1961年1月4日,他因患肺结核病逝于维也纳,死后如愿被埋在了阿尔卑包赫村,他的墓碑上刻着以他命名的薛定谔方程。

科学贡献

1926年,薛定谔提出著名的薛定谔方程,为量子力学奠定了坚实的基础。方程的提出只是稍晚于沃纳·海森堡的矩阵力学学说,此方程至今仍被认为是绝对的标准,它使用了物理学上所通用的语言即微分方程,薛定谔方程使薛定谔一举成名。此外,他还证明了自己的波动力学是与海森堡和玻恩的矩阵力学在数学上是等价的。

薛定谔在德布罗意物质波理论的基础上,建立了波动力学。由他所建立的薛定谔方程,是量子力学中描述微观粒子运动状态的基本定律,他在量子力学中的地位大致相似于牛顿运动定律在经典力学中的地位。提出薛定谔猫思想实验,试图证明量子力学在宏观条件下的不完备性,在这个试验中他把量子力学中的反直观的效果转嫁到日常生活中的事物上来,以此来表达他对用一般的统计学说来解释量子物理的否定。

在哲学上,薛定谔确信主体与客体是不可分割的。主要著作有《波动力学四讲》、《统计热力学》、《生命是什么?——活细胞的物理面貌》等。薛定谔在1944年出版的《生命是什么》中,提出了负熵

（Negentropie）的概念，发展了分子生物学奠定了分子系统发生学，成为现代进化论的基础，通过用物理的语言来描述生物学中的课题。他发表了的许多科普论文，至今仍然是进入到广义相对论和统计力学的世界的最好向导。此外薛定谔还发表了50余本著作，涉及到不同的题目，还进行了统一的语义场论的努力。

薛定谔在固体比热、统计热力学、原子光谱等方面享有成就。1933年因薛定谔方程获诺贝尔物理学奖。薛定谔方程是量子力学中描述微观粒子（如电子等）在运动速率远小于光速时的运动状态的基本定律，在量子力学中占有极其重要的地位，它与经典力学中的牛顿运动定律的价值相似。另外，薛定谔对分子生物学的发展也做出了贡献。由于他的影响，不少物理学家参与了生物学的研究工作，使物理学和生物学相结合，形成了现代分子生物学的最显著的特点之一。

荣誉与奖励

1933年，获得诺贝尔物理学奖；

1937年，被授予马克斯·普朗克奖章。

保罗·狄拉克（P.A.M.Dirac）

简历

保罗·狄拉克，（1902年8月8日－1984年10月20日），英国理论物理学家，量子力学的奠基者之一，对量子电动力学早期的发展作出重要贡献。曾经主持剑桥大学的卢卡斯数学教授席位，在佛罗里达州立大学度过他人生的最后十四个年头。他给出的狄拉克方程可以描述费米子的物理行为，并且预测了反物质的存在。

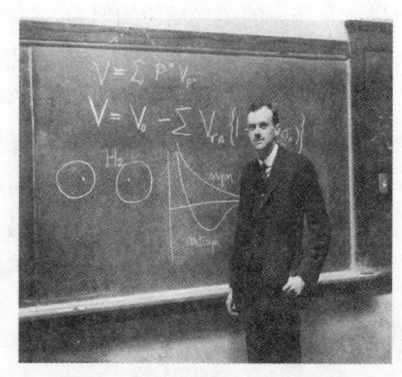

1933年，因为发现了在原子理论里很有用的新形式即量子力学的基本方程——薛定谔方程和狄拉克方程，狄拉克和埃尔温·薛定谔共同获得了诺贝尔物理学奖。1984年，狄拉克在佛罗里达州塔拉哈西过世，葬于罗斯兰公墓。

科学贡献

狄拉克发展了量子力学，提出了著名的狄拉克方程，并且从理论上预言了正电子的存在。狄拉克是量子辐射理论的创始人，曾经和费米各自独立发现了费米—狄拉克统计法。狄拉克还在美国佛罗里达州立大学发表过大量有关宇宙学方面的论文，推动宇宙学研究的发展。特别值得一提的是，狄拉克早在本世纪三十年代，就从理论上提出可能存在磁单极的预言。近代物理学界有关磁单极的理论研究和实验探测，取得了迅速发展。1982年国外已有报道，宣称有人发现了磁单极存在的证据。当然，假如真能从实验上证实磁单极存在，一定会引起物理理论的深刻变化。

狄拉克对物理学的主要贡献是：给出描述相对论性费米子的量子力学方程（狄拉克方程），给出反粒子解；预言磁单极；费米—狄拉克统计法。另外在量子场论尤其是量子电动力学方面作出了奠基性的工作，在引力论和引力量子化方面也有杰出的贡献。

荣誉与奖励

1930年被选作英国皇家学会院士;

1933年,狄拉克与埃尔温·薛定谔由于"发现了原子理论的新形式"共同获得诺贝尔物理奖;

1939年,狄拉克获颁英国皇家奖章;

1948年,被选作美国物理学会荣誉会士;

1971年,获颁科普利奖章以及马克斯·普朗克奖章;

1971年,被选做英国物理学会荣誉会士;

1973年,狄拉克获颁功绩勋章。

保罗·劳特伯（Paul Lauterbur）

简历

保罗·劳特伯（Paul Lauterbur，1929年5月6日－2007年3月27日），美国科学家，1929年生于美国俄亥俄州小城悉尼，1951年获凯斯理工学院理学士学位，1962年获费城匹兹堡大学化学博士学位。1963年至1984年间，劳特伯作为化学和放射学系教授执教于纽约州立大学石溪分校。在此期间，他致力于核磁共振光谱学及其应用的研究。劳特伯还把核磁共振成像技术推广应用到生物化学和生物物理学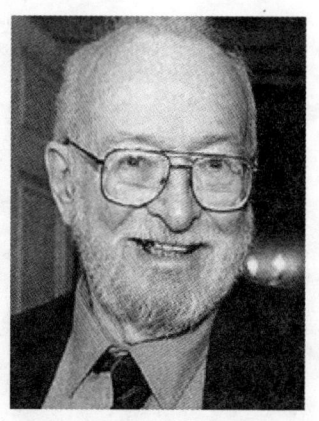
领域。劳特伯从1985年直到逝世，一直担任美国伊利诺伊大学生物医学核磁共振实验室主任。因在核磁共振成像技术领域的突破性成就，与英国科学家彼得·曼斯菲尔德（Peter Mansfield）共同获得2003年度诺贝尔生理学或医学奖。2007年3月27日，因肾病在美国伊利诺伊州乌尔班纳市的家中逝世，享年77岁。

科学贡献

核磁共振现象的发现

物资是由分子和原子构成的，原子是由原子核和电子组成的。原子核由质子和中子组成，质子和中子都有确定的自旋角动量，它们在原子核内做有轨道运动，具有相应的轨道角动量。这些角动量的总和就是原子核的自旋角动量，反映了原子核的特性——核自旋。原子核在磁场中进行自旋运动时，磁场的强度和方向决定原子核旋转的频率和方向。在磁场中自旋的原子核有一个特点，即可以吸收频率与其旋转频率相同的电磁波，使原子核的能量增加，当原子核把多余的能量以电磁波的形式释放出来时，原子核就恢复原来的状态。在强磁场中的原子核，会以一定的频率自旋，原子核吸收了相同频率的电磁波，原子核的能量就会增强。当原子核吸收的能量以电磁波的形式发射出来，原子核就会返回到原来的能量水平，这个过程就是原子核能量与磁场能量发生共振的过程，简称核磁共振。

1930年，美国物理学家伊西多·拉比发现在磁场中的原子核会沿磁场方向呈正向或反向有序平行排列，而施加无线电波之后，原子核的自旋方向发生翻转。这是人类关于原子核与磁场以及外加射频场相互作用的最早认识。由于这项研究，拉比于1944年获得了诺贝尔物理学奖。

1946年，美国科学家费利克斯·布洛赫和爱德华·珀塞尔首先发现了核磁共振现象，他们因此获得了1952年的诺贝尔物理学奖。

核磁共振现象为成像技术提供了一种新思路。物质是由原子组成的，而原子的主要部分是原子核。如果把物体放置在磁场中，用适当的电磁波照射它，然后分析它释放的电磁波就可以得知构成这一物体的原子核的位置和种类，据此可以绘制成物体内部的精确立体图像。如果把这种技术用于人体内部结构的成像，就可获得一种非常重要的诊断工具。

1973年，美国科学家保罗·劳特伯发现，把物体放置在一个稳定的磁场中，然后再加上一个不均匀的磁场（即有梯度的磁场），再用适当的电磁波照射这一物体，这样根据物体释放出的电磁波就可以绘制成物体某个截面的内部图像。随后，英国科学家彼得·曼斯菲尔德又进一步验证和改进了这种方法，并发现不均匀磁场的快速变化可以使上述方法能更快地绘制成物体内部结构图像。此外，他还证明了可以用数学方法分析这种方法获得的数据，为利用计算机快速绘制图像奠定了基础。2003年，因在核磁共振成像（MRI）技术领域取得了伟大的突破，保罗·劳特伯与英国诺丁汉大学教授彼得·曼斯菲尔（PeterMansfield）分享了诺贝尔生理学或医学奖。

核磁共振成像（MRI）技术的应用

在保罗·劳特伯和彼得·曼斯菲尔两位科学家成果的基础上，第一台医用核磁共振成像仪于20世纪80年代初问世。后来，为了避免人们把这种技术误解为核技术，一些科学家把核磁共振成像技术的"核"字去掉，称为其为"磁共振成像技术"，英文缩写即MRT。核磁共振成像技术的最大优点是能够在对身体没有损害的前提下，快速地获得患者身体内部结构的高精确度立体图像。利用这种技术，可以诊断以前无法诊断的疾病，特别是脑和脊髓部位的病变；可以为患者需要手术的部位准确定位，特别是对于颅脑手术的定位，核磁共振成像技术是无可替代的定位手段；可以更准确地跟踪患者体内的癌变情况，为更好地治疗癌症奠定基础。

核磁共振成像技术的应用，对人类生命科学做出了巨大的贡献。目前核磁共振成像仪在全世界得到普及，已成为最重要的医疗诊断工具之一。核磁共振成像技术的普及挽救了很多患者的生命。这种方法精确度高，可以获得患者身体内部结构的立体图像。根据现有实验结果，它对身体没有损害。

核磁共振对于神经系统的病变包括肿瘤、梗塞、出血、变性、先天畸形、感染等，基本上成为确诊的手段。特别是脊髓脊椎的病变如脊椎的肿瘤、萎缩、变性、外伤椎间盘病变，成为首选的检查方法。医学实践表明，核磁共振诊断技术在心脏大血管的病变、肺内纵膈的病变、腹部盆腔脏器的检查、胆道系统、泌尿系统等方面的诊断精确度明显优于CT；核磁共振对骨髓、骨的无菌性坏死等关节软组织病变的诊断十分精准，病变的发现早于X线和CT。

荣誉与奖励

2003年，因在核磁共振成像技术领域的突破性成就，与英国科学家彼得·曼斯菲尔德（Peter Mansfield）共同获得诺贝尔生理学或医学奖。

第二节 中国部分量子科学家

杨振宁

简历

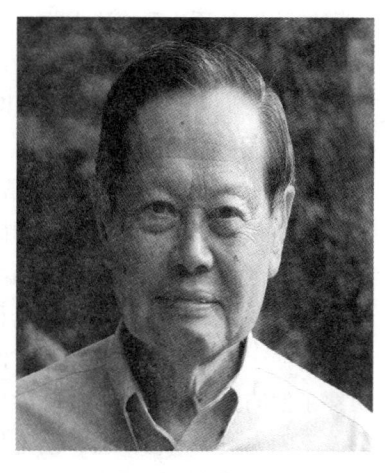

杨振宁,1922年生,原籍安徽省肥西县。20世纪物理学大师,美籍华人物理学家,清华大学高等研究院教授,香港中文大学博文讲座教授。现定居清华大学。

杨振宁1942年毕业于西南联合大学物理学系,1944年在西南联合大学(清华大学研究院物理研究所)研究生毕业,1945年考取清华大学后赴美留学,在芝加哥大学深造,获博士学位。历任芝加哥大学讲师、普林斯顿高等研究院研究员、纽约州立大学石溪分校教授兼物理研究所所长,任中国科学院外籍院士、美国科学院院士、中央研究院院士、俄罗斯科学院院士、教廷宗座科学院院士、巴西科学院院士、委内瑞拉科学院院士、西班牙皇家科学院院士、英国皇家学会会员等。1949年,与恩利克·费米合作,提出基本粒子第一个复合模型(费米—杨振宁模型)。1956年与李政道合作,提出"弱相互作用中宇称不守恒理论",共同获1957年诺贝尔物理学奖。在粒子物理学方面,他最杰出的贡献是1954年与米尔斯共同提出的"杨—米尔斯场理论",开辟了非阿贝尔规范场的新研究领域,为包括电弱统一理论、量子色动力学、大统一理论、引力场的规范理论等现代规范场理论打下了坚实基础。提出非阿贝尔规范场理论,大大促进了四种基本相互作用的研究。在粒子物理方面做了大量的开拓性工作。1967年提出了一个方程，后来巴克斯特也讨论了此方程之其他意义，世称"杨－巴克斯特方程"。在统计物理学、凝聚态物理学、量子场论、数学物理学等领域做出多项卓越的重大贡献。

杨振宁为提高中国的物理研究水平做出了巨大的贡献，他多次回国讲学，为中国物理学界带来了国际物理研究的前沿知识。杨振宁1980年推动成立了南开数学所理论物理研究室，他还促成了亿利达青少年发明奖等奖项的设立，以促进中国在更广泛的科教领域的发展。1997年杨振宁推动创办了北京清华大学高等研究中心，吸引高水平的中青年学者从事前沿研究，聘请美籍华人物理学家、世界著名计算机学家、美国科学院院士、2000年图灵奖得主姚期智到清华大学工作。

科学贡献

杨振宁是20世纪后半叶世界理论物理大师，具有极其鲜明独特的研究风格和品味。杨振宁的物理研究领域十分广泛，他在统计物理，粒子物理理论和量子场理论等方面都取得了杰出成就，特别是他和李政道合作期间成果丰硕。无论是场论和粒子物理，还是统计力学与凝聚态物理，杨振宁的研究工作都体现了他对物理学理论的美的追求。这种追求贯穿了他的整个研究生涯。从学生时代直到现在，杨振宁做研究不赶时髦，不随大流，不落俗套，而是从物理现象和从自己的物理思想出发，作出深刻的发现，展示物理之美。

杨—米尔斯场论

1954年，杨振宁与罗伯特·米尔斯一道提出了杨—米尔斯场论，即非阿贝尔规范理论，杨—米尔斯理论对基础物理学产生了深远的影响，是粒子物理学的标准模型的基础；1970年代他与吴大峻合作研究规范理论的整体性质，亦即规范理论与数学上纤维丛的密切联系，杨—米尔斯理论的数学性质也是近三十多年来数学研究的重要课题。

诺贝尔物理奖

1956年杨振宁和李政道合作，深入研究了当时令人困惑的$\theta-\tau$之谜——即后来所谓的K介子有两种不同的衰变方式。杨振宁和李政道通过分析认识到，很可能在弱相互作用下宇称不守恒。他们仔细检查了过去的所有实验，确认这些实验并未证明弱相互作用中宇称守恒。在此基础上他们进一步提出了几种检验弱相互作用中宇称不守恒的实验途径。次年，这一理论预见得到被誉为"世界物理女王"的美籍华裔物理学家吴健雄的实验证实。因此，杨振宁和李政道的工作迅速得到了学术界的承认，并获得1957年诺贝尔物理奖。

超导体磁通量子化的理论

1961年，通过和Fairbank 实验组的密切交流，杨振宁和Byers从理论上解释了该实验组发现的超导体磁通量子化，证明了电子配对即可导致观测到的现象，澄清了不需要引入新的关于电磁场的基本原理，并纠正了London 推理的错误。在这个工作中，作者将规范变换技巧运用于凝聚态系统中。相关的物理和方法后来在超导、超流、量子霍尔效应等问题的研究中广泛应用。

非对角长程序

1962年，杨振宁提出"非对角长程序（off-diagonallong-rangeorder）"的概念，从而统一刻画超流和超导的本质，同时也深入探讨了磁通量子化的根源。这是当代凝聚态物理的一个关键概念。1989年到1990年，杨振宁在与高温超导密切相关的Hubbard 模型里找到具有非对角长程序的本征态，并和学生张首晟发现了它的SO（4）对称性。

统计物理

在统计物理方面，杨振宁与李政道合作关于相变的一系列研究已经成为经典文献；他本人在1967年首先发现的Yang-Baxter方程为可积模型的研究开辟了全新的方向，对物理和数学都有广泛的影响。

荣誉与奖励

1957年，获得诺贝尔物理学奖；

1980年，获得拉姆福德奖；

1986年，获得美国国家科学奖章；

1994年，获得本杰明·富兰克林奖章鲍尔奖；

1995年，获得爱因斯坦奖章；

1996年，获得博戈柳博夫奖；

1997年，南京紫金山天文台将其发现的一颗国际编号为3421号的

小行星命名为"杨振宁星";

1999年,获得拉尔斯·翁萨格奖;

2001年,获得费萨尔国王国际奖。

李政道

简历

李政道,江苏苏州人,1926年11月25日生于上海。哥伦比亚大学全校级教授,美籍华裔物理学家,诺贝尔物理学奖获得者,弱相互作用中宇称不守恒、李模型、相对论性重离子碰撞(RHIC)物理和非拓扑孤立子场论等领域的贡献闻名。李政道曾在苏州东吴大学附属中学、江西联合中学等校就读。因抗日战争,中学未毕业。

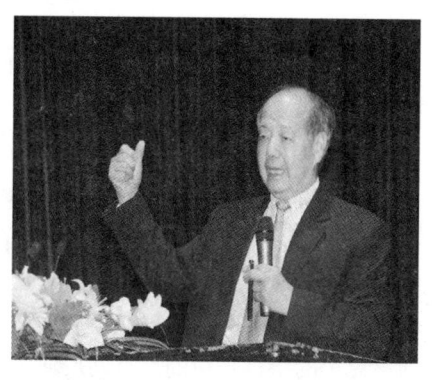

1943年以同等学历考入迁至贵州的浙江大学物理系,走上物理学之路,师从束星北及王淦昌等人。1944年,日军进入贵州,浙江大学停学。1945年转学到在昆明的西南联合大学为二年级生,师从吴大猷及叶企孙等人。1946年赴美进入芝加哥大学,师从恩里科·费米。1950年获得博士学位之后,与合作者一起从事统计物理的相变以及凝聚体物理学的极化子的研究。1953年,他任哥伦比亚大学助理教授,主要研究工作是在粒子物理和场论领域。1957年,他与杨振宁一起,因发现弱相互作用中宇称不守恒而获得诺贝尔物理学奖。20世纪60年代后期提出了场代数理论。20世纪70年代初期研究了CP自发破缺的问题,发现和研究了非拓扑性孤立子,并建立了强子结构的孤立子袋模型理论。1958年,李政道当选中央研究院第二届院士,年仅32岁,至今仍为最年轻当选的院士。

李政道教授除在中国开设长期讲座外,还倡议并创立了中美联合招考物理研究生计划(CUSPEA),在1979年到1989年的十年内,共派出了915位研究生,并得到美方资助。1985年,他又倡导成立了中国博士后流动站和中国博士后科学基金会,并担任全国博士后管理委员会顾问和中国博士后科学基金会名誉理事长。1986年，他争取到意大利的经费，在中国科学院的支持下，创立了中国高等科学技术中心（CCAST）并担任主任，每年回中国亲自主持国际学术会议，并指导CCAST开展多种形式的学术活动，对提高科技人员的水平起了重要作用。同时，在北京大学成立了北京现代物理中心（BIMP）；其后，在母校浙江大学成立了浙江近代物理中心，在复旦大学成立了李政道实验物理中心。

科学贡献

诺贝尔奖与弱相互作用中宇称不守恒

宇称是一个量子力学量。在量子力学中，粒子用波函数表示。在空间反演下（$x \rightarrow -x$, $y \rightarrow -y$, $z \rightarrow -z$），如果波函数不变，则该粒子的宇称是正的，如果变换后的波函数与原来的波函数差一个负号，则该粒子的宇称是负的。空间反演不变也可以称为镜像变换不变，或叫左右变换不变，这是因为空间反演与镜像变换或左右变换（$x \rightarrow -x$, $y \rightarrow y$, $z \rightarrow z$）只相差一个绕x轴的180度转动。而转动不变性严格成立，所以两者没有本质区别。宇称只能取两个值，1和-1。两个和两个以上粒子组成的系统的总宇称等于该系统内各粒子宇称之乘积再乘上轨道宇称。宇称守恒定律指的是在相互作用下，作用后的粒子系统总宇称等于作用前粒子系统的总宇称。1956年前，物理学界公认在任何一种相互作用下，宇称都是守恒的。宇称守恒在本质上意味着左和右是对称的。李政道和杨振宁在1956年发表了著名的"弱相互作用中的宇称守恒质疑"文章。他们发现，在强相互作用领域，宇称守恒定律确有严格证明，可是在弱作用领域中，虽然宇称守恒这假设被广泛应用，但是事实上宇称守恒定律从未得到过真正的实验验证。

在他们的建议下，被誉为"世界物理女王"的美籍华裔物理学家吴健雄和美国国家标准局科学家安伯勒（E. Ambler）等合作，用实验验证了他们的发现。吴健雄的实验成功了，通过实验，她以确凿无疑的证据表明，在弱相互作用过程中宇称守恒定律不成立。弱相互作用中宇称不守恒的发现和实验验证，是第二次世界大战后一个极重要的发现。吴健雄作为人梯，把自己的同胞——两位年轻的中国科学家推上了诺贝尔奖领奖台。正是由于"弱相互作用中宇称不守恒"这一震惊物理学界的发现,李政道和杨振宁共同获得了1957年诺贝尔物理奖。

其它成果

李政道的研究领域十分广阔,在量子场论、基本粒子理论、核物理、统计力学、流体力学、天体物理等方面颇有建树。1949年,李政道与罗森布拉斯、杨振宁合作,提出普适费米弱作用和中间玻色子的存在;1951年提出水力学中二维空间没有湍流;1952年与派尼斯合作,研究固体物理中极化子的构造;1954年发表了量子场论中的著名的"李模型"理论;1957年与奥赫梅、杨振宁合作,提出电荷共轭不守恒和时间不反演的可能性;1959年与杨振宁合作,研究了硬球玻色气体的分子动理论,对研究氦Ⅱ的超流动性作出了贡献;1962年与杨振宁合作,研究了带电矢量介子电磁相互作用的不可重正化性;1964年与瑙恩伯合作,研究了无(静止)质量的粒子所参与的过程中,红外发散可以全部抵销问题,这项工作又称李-瑙恩伯定理。

李政道于20世纪60年代后期,提出了场代数理论;70年代初期研究了CP自发破缺的问题,又发现和研究了非拓扑性孤立子,并建立了强子结构的孤立子袋模型理论;70年代后期和80年代初,继续在路径积分问题、格点规范问题和时间为动力学变量等方面开展工作;后来又建立了离散力学的基础。

荣誉与奖励

1957年,获得诺贝尔物理奖;

1957年,获得爱因斯坦科学奖;

1969年,获得法国国家学院G．Bude奖章;

1977年,获得法国国家学院G．Bude奖章;

1979年,获得伽利略奖章;

1986年,获得意大利最高骑士勋章;

1994年,获得和平科学奖;

1995年,获得中华人民共和国国际科学技术合作奖;

1997年,中国紫金山天文台命名3443号小行星为李政道星;

1997年，获得纽约市科学奖；
1999年，获得教皇保罗奖章；
1999年，获得意大利政府内政部奖章；
2000年，获得纽约科学院奖；
2007年，获得日本旭日重光奖章。

吴健雄

简历

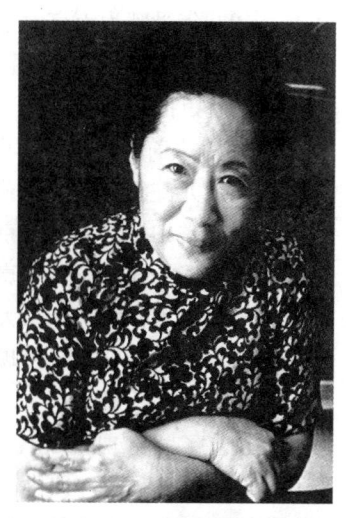

吴健雄(1912年5月31日—1997年2月16日),女,美籍华人,核物理学家。吴健雄博士被誉为世界物理女王、原子弹之母、原子核物理女王、中国居里夫人、物理科学的第一夫人、最伟大的实验物理学家。1912年5月31日出生在江苏省苏州太仓浏河镇。吴健雄是物理学界巨擘美籍奥地利科学家沃尔夫冈·泡利的得意门生。其丈夫华裔美国物理学家袁家骝,是袁世凯次子袁克文的儿子。她出身于书香门第。父亲吴仲裔在家乡创办了明德女子职业补习学校。由于父母提倡男女平等,从小就能与其兄弟一样读书识字。在家乡读完小学,1923年考入苏州市第二女子师范学校。

1929年,吴健雄以优异成绩从苏州女师毕业,考入设在上海的中国公学,因而也有机会成为胡适的得意门生。吴健雄曾说过,在一生中影响她最大的两个人,一个是她父亲,另一个则是胡适先生。1931年,吴健雄被保送进入国立中央大学数学系,一年后转入物理系(现南京大学物理学院),1934年,在导师国立中央大学教授施士元的精心指导下,吴健雄撰写了一篇题为《证明布喇格定律》的优秀毕业论文,1934年获得学士学位后,受聘到浙江大学任物理系助教,后进入中央研究院从事研究工作,1936年入美国加利福尼亚大学,1940年获博士学位,1942年在美国与袁家骝博士结婚,1944年参加了"曼哈顿计划"(研制原子弹),1952年任哥伦比亚大学副教授,1958年升为教授,同年,普林斯顿大学授予她名誉科学博士称号,这是该大学首次把这个荣誉学位授予一位女性。同年,吴健雄当选为美国科学院院士。

1972年起提任普林斯顿大学物理学教授直到1980年退休,1975年曾任美国物理学会第一任女性会长,同年获得美国总统福特在白宫授予她的国家科学勋章,这是美国最高科学荣誉,1978年在以色列获得沃尔夫奖。1982年受聘为南京大学、北京大学、中国科学技术大学等校的名誉教授,是中国科学院高能物理研究所学术委员会委员,1994年当选为中国科学院首批外籍院士。

吴健雄生前多次探访南京大学及南京大学物理系,并与导师南京大学教授施士元交流,1986年获得南京大学荣誉博士学位。1986年,吴健雄、袁家骝夫妇多次来到南京大学,向南京大学全校师生做了演讲。吴健雄、袁家骝为鼓励学生认真学习,在重视理论知识的同时,注重实际应用技能的培养,特在南京大学设立"吴健雄、袁家骝"奖学金,以表彰在物理实验方面有突出表现的学生。吴健雄70岁、80岁生日都在南京大学度过,南大为她举行了隆重的祝寿仪式。1992年吴健雄在南京大学物理系创立了吴健雄图书馆,并设立吴健雄奖学金。

吴健雄1997年2月16日在纽约病逝,终年85岁。遵照她本人生前的愿望,吴健雄的骨灰安放在她的故乡江苏苏州太仓浏河镇。吴健雄逝世后,东南大学于1999年在其校园建立纪念馆,并创建吴健雄实验室和吴健雄学院。

科学贡献

用 β 衰变实验证明在弱相互作用中的宇称不守恒。

1956年之前,吴健雄已因在 β 衰变方面所作过的细致精密又多种多样的实验工作而为核物理学界所熟知。1956年李政道、杨振宁提出在弱相互作用中宇称可能不守恒的发现之后,吴健雄立即领导她的小组进行了一个实验,在极低温(0.01K)下用强磁场把钴-60原子核自旋方向极化(即使自旋几乎都在同一方向),而观察钴-60原子核 β 衰变放出的电子的出射方向。他们发现绝大多数电子的出射方向都和钴-60原子核的自旋方向相反。就是说,钴-60原子核的自旋方向和它的 β 衰变的电子出射方向形成左手螺旋,而不形成右手螺旋。但如果宇称守恒,则必须左右对称,左右手螺旋两种机会相等。因此,这个实验结果证实了弱相互作用中的宇称不守恒。由此，在整个物理学界产生了极为深远的影响。这一科学证明，为杨振宁、李政道获得1957年诺贝尔物理奖，起到了决定性的作用。

证明核β衰变在中矢量流守恒定律

吴健雄对β变的一系列实验工作，特别是1963年证明的核β衰变中矢量流守恒定律，是物理学史上第一次由实验证实电磁相互作用与弱相互作用有密切关系，对后来电弱统一理论的提出起到重要作用。

量子力学的基本哲学方面的实验

吴健雄等早在1950年就发表了一篇关于"散射湮没辐射的角关联"的文章，实验表明具有零角动量的正、负电子对湮没后发出的两个光量子，如狄拉克理论所预料，将互成直角而被极化，也证明正电子与负电子的宇称相反，说明与目前的量子力学并无矛盾。1975年吴健雄等又发表了一篇题为"普顿散射的湮没光子的角关联以及隐变量"的文章，报道他们测得的在一很宽的散射角范围内到达符合的康普顿散射光子的角分布，其结果与假设电子与正电子有相反的宇称为前提而得到的标准的量子力学计算相符。J.S.贝尔（Bell）在1964年曾对任何局部隐变量理论所能预言的角分布取值围作了限定，而吴健雄等所观察到的角分布在假设通常的量子力学康普顿散射公式是正确的前提下并不符合贝尔的限定，这样也就再次对局部隐变量理论作了否定，从而在更高程度上支持了量子力学的正统法则。

吴健雄在实验核物理方面的研究工作涉及面广，她在β衰变研究、μ子、介子和反质子物理、穆斯堡尔效应的测量及其应用、氧高铁血红素的磁性质与弛豫特性、多种核辐射测器的开发、粒子的质量和磁矩的测量等方面具有首创性和极高的学术价值。

荣誉与奖励

1958年，当选中华人民共和国中央研究院院士，同年当选第一位华裔美国国家科学院院士，获列入《美国科学名人录》；

1959年，获美国研究法人奖，美国大学妇女协会年度成就奖，美国史密斯女子学院荣誉博士；

1960年，获美国高契学院荣誉博士；

1962年，获美国富兰克林学社魏德瑞尔奖章；

1963年，获美国罗格斯大学荣誉博士；

1967年，获美国耶鲁大学荣誉博士；

1969年，获美国爱丁堡皇家学院荣誉院士，香港中文大学荣誉博士；

1971年，获美国罗素·沙吉学院荣誉博士，美国西格玛·代尔塔·艾普斯隆学社五十周年奖，得到"物理研究第一夫人"的美誉；

1974年，获美国《工业研究》杂志年度科学家奖，美国哈佛大学荣誉博士，美国巴德学院荣誉博士，美国阿德菲学院荣誉博士，美国纽约科学院普杰奖；

1975年，当选为第一位美国物理学会女会长，获美国国家科学奖章；

1978年，获沃尔夫基金会首次颁发的沃尔夫奖；

1980年，获美国宾州大学荣誉博士学位，荣膺"世界顶尖的女性实验物理学家"称号，被柏克莱的老师塞格瑞称为"原子核物理的女王"；

1986年，美国自由女神像建立一百周年庆典时，获艾丽斯岛荣誉奖；

1986年，由杨振宁、李政道、丁肇中和李远哲四位诺贝尔奖得主发起，在台北创立吴健雄学术基金会；

1990年，中国紫金山天文台把编号为2752号的小行星被命名为"吴健雄星"；

1991年，获代表理工界最高荣誉的普平纪念奖章；

1992年，南京大学物理系建立吴健雄图书馆，东南大学建立吴健雄实验室；

1994年，当选为中国科学院外籍院士。中国设立"吴健雄物理奖"、"吴健雄袁家骝自然科学基金会"。南京大学、东南大学、明德中学先后设立"吴健雄奖学金"；

1999年，中共中央、国务院批准在吴健雄的母校——东南大学校园内建造吴健雄纪念馆。这是经中国政府批准的中国第一个华人科学家纪念馆。2002年5月31日，在这位女科学家诞辰90周年之际，东南大学举行了隆重的开馆仪式。

张首晟

简历

张首晟，美国华裔科学家，祖籍江苏高邮，1963年生于上海。1978年，15岁的张首晟被复旦大学录取，后出国深造。张首晟1983年获德国柏林自由大学物理学专业理工科硕士学位，同年赴美国纽约州立大学石溪分校，师从著名物理学家杨振宁教授攻读博士学位，1987年获物理学博士学位，1993年起任斯坦福大学物理系教授。1999年张首晟受聘为教育部"长江学者讲座教授"，2006年提出"拓扑绝缘体"理论，次年实验得到证 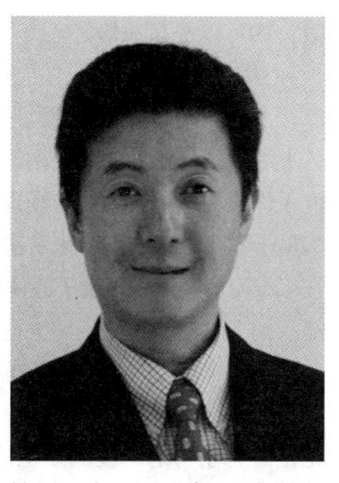 实，并因此获得"欧洲物理奖"等三大顶级奖项。2009年入选国家"千人计划"，任清华大学高等研究院特聘教授。2014年入选诺贝尔物理奖预测名单，成为诺贝尔奖的有力竞争者。

科学贡献

量子自旋霍尔效应

张首晟领导的研究团队于2006年提出了"量子自旋霍尔效应"（Quantum Spin Hall Effect），将其基于芯片业未来提出的新构想——通过控制电子的自旋运动来降低能耗——在理论上完成了预言。2007年，这一理论预言被德国维尔茨堡大学实验小组通过实验证实。同年，张首晟领导的研究团队提出的"量子自旋霍尔效应"被美国《科学》杂志评为2007年"全球十大重要科学突破"之一。这项研究计划获得美国能源部与国家科学基金会基金支持。2013年，张首晟与中国清华大学、中科院物理所的同事从实验中首次观测到量子反常霍尔效应，这项成果被认为达到"诺奖级"水平。张首晟因此进入2014年诺贝尔物理奖预测名单，成为诺贝尔奖的有力竞争者。

拓扑绝缘体理论

张首晟是拓扑绝缘体领域的开创者之一。2006年，张首晟提出"拓扑绝缘体"理论，次年实验得到证实，并因此获得"欧洲物理奖"等三大顶级奖项。"拓扑绝缘体"的意义在于，可提高计算机的计算极限，约可以提高一倍。

大统一场理论

在一百年前，爱因斯坦曾经提出建立一个可解释所有自然界现象的"大统一场理论"的伟大构想。张首晟教授和他的学生胡江平等开展的研究工作，为建立"大统一场理论"提出了一个新方向。张首晟从固体物理的量子霍尔效应出发，来解决"大统一场理论"问题。量子霍尔效应发生在二维空间，他利用量子液体模型将量子霍尔效应扩大到4维空间。这很可能找到一种方法，使表面上看去互不相容的量子力学和广义相对论相互统一起来。张首晟的有关研究成果刊登美国《科学》杂志上。

爱因斯坦的狭义相对论是解释电磁力的，而爱因斯坦的广义相对论是解释引力的。爱因斯坦广义相对论中的引力方程有两部分：一是线性方程，二是非线性方程。目前，张首晟等人已推导出线性方程，正在推导非线性方程。如果推导出非线性方程，就能将现代物理学的三大支柱——量子力学、狭义相对论和广义相对论统一起来，从而建立"大统一场理论"。

荣誉与奖励

1992年，获全球华人物理学会杰出青年科学家奖；

1993年，获IBM研究部杰出创新奖；

2006年，获得"欧洲物理奖"等三大顶级奖项；

2007年，张首晟的"量子自旋霍尔效应"理论，被美国《科学》杂志评为"全球十大重要科学突破"之一；

2011年9月，获香港求是科技基金会"求是杰出科学家奖"；

2011年，入选美国艺术与科学院院士；

2012年，荣获美国物理学会Oliver Buckley奖，此奖项是凝聚态物理最高奖；

2012年8月，荣获联合国教科文组织下属的国际理论物理学中心

"狄拉克奖";

2013年3月20日,因在拓扑绝缘体理论方面的研究,获得"物理学前沿奖";

2014年,入选诺贝尔物理奖预测名单,成为诺贝尔奖的有力竞争者。

高鸿钧

简历

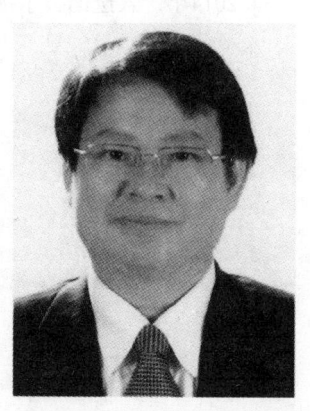

高鸿钧，凝聚态物理学家，中国科学院物理研究所研究员。1963年8月生于安徽省蚌埠市怀远县。1987年毕业于安徽教育学院（现合肥师范学院）物理系，1991年、1994年先后获北京大学无线电电子学系硕士和博士学位。2011年当选为中国科学院院士。曾任中科院物理研究所副所长。2013年被母校合肥师范学院聘为荣誉教授。2014年3月任中国科学院大学副校长。

科学贡献

从事纳米量子系统的构造、组装和结构与物性调控的研究并取得多项成果。提出一种提高STM分辨率的新方法，增强了STM观察表面电子结构的能力。首次在Au（111）表面上构造了具有固定偏心轴的单个分子转子，实现了大面积有序阵列的组装，并对其转动行为进行了有效的调控。发现了单个磁性FePc分子在Au（111）表面上的Kondo效应，提出了利用分子在不同吸附位置构型不同的原理，对单分子自旋态进行调控的途径。首次在单个分子水平上实现电导转变，显示了未来用作信息存储的可能性。高鸿钧博士在重要的国际会议上做大会报告和邀请报告60余次，发表论文二百余篇。

荣誉与奖励

1996年，获得"茅以升北京青年科技奖"；

2001年，获得第七届"中国青年科技奖"；

2008年，获得"国家自然科学奖"二等奖；

2008年，获得全球华人物理学会"亚洲成就奖"；

2009年，获得第三世界科学院"物理奖"；

2010年，获得德国"洪堡研究奖"（Humboldt Research Award）；

2011年，当选中国科学院院士；
2012年，当选发展中国家科学院院士；
2012年，获得2012年度"何梁何利基金科学与技术进步奖"；
2013年，当选第十二届全国政协常委。

薛其坤

简历

薛其坤,1963年12月出生,山东省临沂市蒙阴县人,2000年9月加入中国共产党,理学博士、教授、中国科学院院士,现任清华大学副校长。

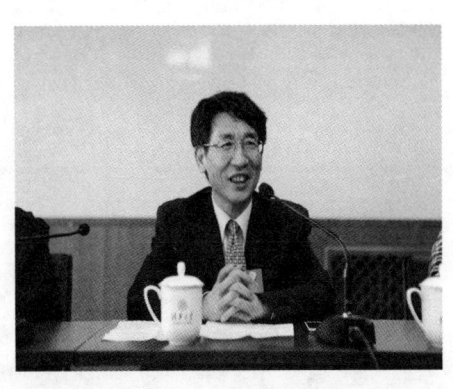

1984年毕业于山东大学光学系激光专业,1994年在中国科学院物理研究所获得博士学位。1992年至1999年先后在日本东北大学金属材料研究所和美国北卡莱罗纳州立大学物理系学习和工作;1999年至2007年任中国科学院物理研究所研究员;1999年至2005年任表面物理国家重点实验室主任;2005年起在清华大学物理系任教授,同年11月被增选中国科学院院士;2010年起任清华大学理学院院长、物理系主任;2011年起任低维量子物理国家重点实验室主任;2013年3月起任清华大学校长助理、科研院院长、清华大学副校长。薛其坤是Physics Review B、Applied Physics Letters、AIP Advances等国际期刊的编委,Nano Research和Surface Review & Letters的主编。

科学贡献

由清华大学薛其坤院士领衔,清华大学、中科院物理所和斯坦福大学的研究人员联合组成的团队,在量子反常霍尔效应研究中取得重大突破,从实验上首次观测到量子反常霍尔效应,在美国物理学家霍尔于1880年发现反常霍尔效应133年之后,终于实现了反常霍尔效应的量子化。这是我国科学家从实验上独立观测到的一个重要物理现象,也是世界基础研究领域的一项重要科学发现。该成果于北京时间3月15日凌晨在美国《科学》杂志发表,立即引起了全世界的震动。著名物理学家杨振宁称其"诺贝尔奖级的物理学论文",其成果将推动新一代低能耗晶体管和电子学器件的发展，加速推进信息技术革命进程，让中国科学界站在了下一次信息革命的战略制高点。

奖励与荣誉

1994年，获得中国科学院院长奖学金特别奖；

1996年，获得日本文部省青年科学家海外奖学金；

1997年，获得国家杰出青年基金（信息学部）；

1998年，纳入中国科学院"百人计划"；

1999年，获得中国科学院"十大杰出青年"；

2000年，获得中国科学院"盈科青年学者"奖；

2002年，获得中国科学院"重大创新贡献团队"奖；

2003年，获得北京市科学技术奖一等奖；

2004年，获得中国青年科技奖；

2004年，获得国家自然科学二等奖；

2005年，获得中国科学院杰出科技成就奖；

2006年，获得何梁何利基金科学与技术进步奖；

2008年，获得中国重大科学进展奖；

2010年，获得TWAS物理奖；

2010年，获得中国高校十大科技进展奖；

2010年，排名"中国科学十大进展"之首；

2010年，获得山东大学2010年度十大杰出校友奖；

2011年，获得国家自然科学二等奖；

2011年，获得"求是杰出科学家"集体奖；

2012年，获得陈嘉庚数理科学奖；

2012年，入选国家"万人计划"首批杰出人才；

2013年，被评为中国科学年度新闻人物。

潘建伟

简历

潘建伟，1970年出生，浙江省东阳市人。1987年考入中国科学技术大学，硕士毕业后留校工作。1996年，远赴奥地利维也纳大学攻读博士学位，师从塞林格教授，并于1999年获维也纳大学博士学位。1999—2003年留在塞林格组从事博士后研究，先后任博士后和高级研究员，并担任Co-PI。2001年起任中国科技大学教授，2003-2008年为发展冷原子操纵技术，兼任德国海德堡大学讲座教授。2008年起在国内全时工作，并在上海浦东创建中国科学技术大学量子工程中心。2011年，42岁的潘建伟增选为中国科学院数学物理学部院士。他在量子物理和量子信息研究方面成绩斐然。现任中国科学技术大学副校长、教授、博导。

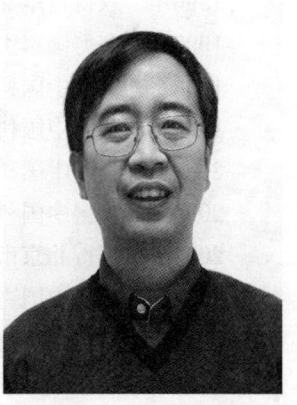

科学贡献

潘建伟主要从事量子物理和量子信息等方面的研究。作为国际上量子信息实验研究领域开拓者之一，他是该领域有重要国际影响力的科学家，取得了一系列有重要意义的研究成果。首次实验实现量子隐形传态及纠缠交换、终端开放的量子隐形传态、复合系统量子隐形传态、16公里自由空间量子隐形传态。首次实现三、四、五、六、八光子纠缠。首次实验验证GHZ定理。提出利用现有技术可实现的量子纠缠纯化方案，并完成实验。实现突破大气等效厚度的量子纠缠和量子密钥分发。先后实现绝对安全距离超过100公里和200公里的量子密钥分发及全通型量子通信网络。提出基于冷原子量子存储的高效量子中继器方案，并完成实验实现。利用冷原子系统实现高品质的单光子和纠缠光子的量子存储。利用多光子纠缠实现重要的量子算法和突破经典极限的高精度测量。实现任意子分数统计的量子模拟。

潘建伟有关实现量子隐形传态的研究成果，入选《科学》杂志"年度十大科技进展"，并同伦琴发现X射线、爱因斯坦建立相对论等影响世界的重大研究成果一起被《自然》杂志选为"百年物理学21篇经典论文"。其研究成果曾6次入选两院院士评选的"中国年度十大科技进展新闻"、3次入选教育部评选的"年度中国高校十大科技进展"、3次入选科技部评选的"年度中国基础研究十大新闻"、5次入选欧洲物理学会评选的"年度物理学重大进展"、4次入选美国物理学会评选的"年度物理学重大事件"。由于潘建伟及其同事在量子信息实验领域的系统性工作，他分别被重要综述杂志Phys. Rep.和Rev.mod. Phys.邀请撰写有关量子通信和多光子纠缠操纵的实验综述论文，其中后者是中国大陆科学家在该刊发表的第一篇实验综述论文。

荣誉与奖励

2003年，被奥地利科学院授予Erich Schmid奖。此奖为奥地利科学院授予四十岁以下的青年物理学家的最高奖，两年一度，每次一人；

2005年6月，获得欧洲物理学会2005年度菲涅尔奖；

2012年6月，获得2012年度国际量子通信奖，是获得这一奖项的首位华人物理学家；

2013年10月30日，获得何梁何利基金最高奖——"科学与技术成就奖"；

2007年1月20日，潘建伟领导的中国科学技术大学合肥微尺度物质科学国家实验室（筹）量子物理与量子信息研究部的科研成果——实现六光子薛定谔猫态，入选中国十大科技进展。

武华文

简历

武华文，1955年生于黑龙江省北安县，加拿大籍科学家，美国管理科技大学工商管理博士。1999年成立北京旷特量子科学研究所，2001年成立北京宽特量子科技有限公司。现任北京宽特量子科技有限公司首席科学家、北京旷特量子研究所所长、香港量子股份有限公司首席科学家、北京大学高智科技有限公司首席科学家、教授。

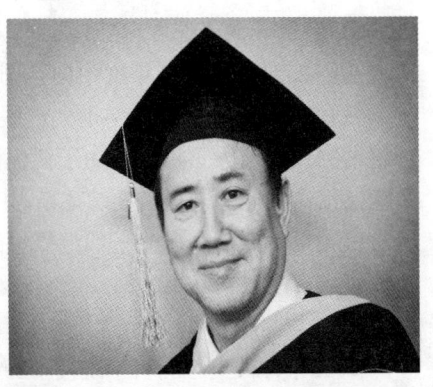

科学贡献

武华文把量子信息技术应用到工业、农业、医学、运动医学、环保、酿酒业、制烟业、新型材料等十几个领域，取得量子发明专利十项、实用新型专利二项。2003年至2014年，连续在北京主持了六届量子信息研讨会，促进了中国的量子信息技术的发展。

2002年，运用量子技术，一次性对库房二万箱白酒进行老熟处理，并保持效果稳定，在国内首次实现量子技术的工业化生产，同年申请了发明专利。

2003年，研制成功中国第一台量子级的治疗仪。同年与中国人民解放军309医院合作，用量子治疗仪治疗SARS（非典）获得成功。相关论文《量子信息，健康新思路新方法》发表在2004年12月第20卷《中国综合临床》杂志。

2004年，完成北京中关村海淀园《量子共振核心技术》项目；同年，与青岛卷烟厂合作，成功研发量子功能卷烟技术，并进入工业化生产。

2005年，完成国家体育总局量子运动医学项目。

2007年，完成《量子治疗仪对小鼠血清睾丸酮影响》的动物实验，《中国实验动物杂志》2008年第1期对此进行了报道。

2007年，在第四届量子信息研讨会上，首次提出《量子信息对应效应》理论。这个理论认为：波和粒子可以互相转变，并称之为第三种波粒二象性，即结构波粒二象性。

2008年，完成量子共振核心技术对果树增硒技术，《科技日报》2008年4月22日第一版对此进行了报道。

2010年，研发成功《微弱场强检测仪》。

2013年，完成量子信息技术消除甲醛项目，《科技日报》2013年6月23日"最新发现与创新"专栏对此进行了报道。

2013年，完成量子信息技术锅炉防垢除垢项目，《科技日报》2013年8月1日"最新发现与创新"专栏对此进行了报道。

荣誉与奖励

2002年《量子生命物质转换仪》获比利时尤里卡金奖；

2011年，被评为《科学中国人》年度人物；

2013年，被美国IEEE杂志称之为中国量子信息学的奠基人；

2013年，完成量子信息技术消除甲醛项目，2013年6月23日，《科技日报》在"最新发现与创新"专栏中予以报道；

2013年，完成锅炉防垢除垢项目，2013年8月1日，《科技日报》在"最新发现与创新"专栏中予以报道；

2013年，澳门城市大学工商管理硕士毕业；

2014年，获得美国管理科技大学工商管理博士学位。

下 篇
《黄帝内经》的养生观

  《黄帝内经》是我国现存中医学文献中最早的一部经典古籍，它成书于战国时代，开创了中医学独特的理论体系，奠定了中医学的发展基础。《内经》以古代的解剖知识为基础，以古代的哲学思想和朴素唯物主义辩证法为指导，通过对生命现象的长期观察，医疗实践的反复验证，由感性认识到理性认识，由局部现象到整体观念，逐渐发展而成。这一理论体系的主要内容有阴阳五行学说、藏象学说、经络学说、病因病机学说、养生学说、运气学说等，是中华民族传统文化和医药文化的瑰宝。

  本篇以养生学说、阴阳学说、五行学说、藏象学说、经络学说、运气学说六个章节为标题，节选了《黄帝内经》的相关经文，分别对各个章节进行了解释和分析，旨在让读者对于《黄帝内经》的学术思想有一个初步的认识和了解，学习古人的养生保健理论与方法，用中医学的观点理解人体的生理现象和病理变化。这对于研究和探讨现代人普遍追崇的"回归自然，返璞归真"等养生观念，具有十分重要的意义。

第一章　调摄与养生

　　养生，就是颐养生命的意思。《黄帝内经》的养生学说，是在"天人相应"的整体思想指导下建立起来的。其养生学说的特点是：一、把顺应自然作为养生的重要原则。强调要"顺四时而适寒暑"，"服天气而通神明"，并提出了"春夏养阳，秋冬养阴"的原则。认为对于自然界阴阳的变化，"逆之则灾害生，从之则苛疾不起"。二、把调摄精神意志作为养生的重要措施，指出要"恬淡虚无"，"积精全神"，"精神内守"，从而使"形体不蔽，精神不散"。三、重视保养正气在养生中的主导作用，认为"正气存内，邪不可干"，各种养生方法都应该以保护和强壮正气为基本原则。坚持这个原则，就能达到"僻邪不至，长生久视"的养生境界。

第一节 养生之道

【经文】

《素问·上古天真论》：夫昔在黄帝，生而神靈，弱而能言，幼而徇齊，長而敦敏，成而登天。乃問於天師曰：余聞上古之人，春秋皆度百歲，而動作不衰；今時之人，年半百而動作皆衰者，時世異耶，人將失之耶。岐伯對曰：上古之人，其知道者，法於陰陽，和於術數，食飲有節，起居有常，不妄作勞，故能形與神俱，而盡終其天年，度百歲乃去。今時之人不然也，以酒為漿，以妄為常，醉以入房，以欲竭其精，以耗散其真，不知持滿，不時御神，務快其心，逆於生樂，起居無節，故半百而衰也。

【解析】

这段经文揭示了"上古之人"得以"度百岁而去"的养生法则。相比之下，"今时之人"违背古人的养生法则，因而半百而衰。说明人的寿命长短，不是在于时世的不同，而是在于是否善于养生。经文中提出了法于阴阳、和于术数、食饮有节、起居有常、饮酒适度、节制房事、劳逸适度、保精宁神等重要的养生原则，是中医养生观的理论基础。

【经文】

（接上段）是故上古聖人之教下也，皆謂之虛邪賊風，避之有時，恬淡虛無，真氣從之，精神內守，病安從來。

【解析】

面对自然环境的变化，要"虚邪贼风，避之有时"，提高自我保护意识。而对于自身精神的调养，要"恬淡虚无"，"精神内守"，增强身心素质的修养。只有这样，才能使身心达到"真气从之"的境界，实现"病安從來"的养生目的。平平淡淡才是真,对内重视调养精气神,对外注重防御外来邪气侵袭,是《黄帝内经》养生调摄,防病保健的主导思想。

【经文】
（接上段）有真人者,提挈天地,把握陰陽,呼吸精氣,獨立守神,肌肉若一,故能壽敝天地,無有終時,此其道生。中古之時,有至人者,淳德全道,和於陰陽,調於四時,去世離俗,積精全神,遊行天地之間,視聽八達之外,此蓋益其壽命而強者也,亦歸於真人。其次有聖人者,處天地之和,從八風之理,適嗜欲於世俗之間。無恚嗔之心,行不欲離於世,被服章,舉不欲觀於俗,外不勞形於事,內無思想之患,以恬愉為務,以自得為功,形體不敝,精神不散,亦可以百數。其次有賢人者,法則天地,像似日月,辨列星辰,逆從陰陽,分別四時,將從上古合同於道,亦可使益壽而有極時。

【解析】
真人、至人、圣人、贤人泛指古代的养生家。这些养生家的共同特点是：把握陰陽,顺应天时,和合地气,淳德全道,精神内守,强壮形体。

第二节 季节与养生

【经文】

《素问·四气调神大论》：春三月，此謂發陳，天地俱生，萬物以榮，夜臥早起，廣步於庭，被發緩形，以使志生，生而勿殺，予而勿奪，賞而勿罰，此春氣之應，養生之道也。逆之則傷肝，夏為寒變，奉長者少。夏三月，此謂蕃秀，天地氣交，萬物華實，夜臥早起，無厭於日，使志無怒，使華英成秀，使氣得洩，若所愛在外，此夏氣之應，養長之道也。逆之則傷心，秋為痎瘧，奉收者少，冬至重病。秋三月，此謂容平，天氣以急，地氣以明，早臥早起，與雞俱興，使志安寧，以緩秋刑，收斂神氣，使秋氣平，無外其志，使肺氣清，此秋氣之應，養收之道也。逆之則傷肺，冬為飧洩，奉藏者少。冬三月，此謂閉藏，水冰地坼，無擾乎陽，早臥晚起，必待日光，使志若伏若匿，若已有得，去寒就溫，無洩皮膚，使氣亟奪，此冬氣之應，養藏之道也。逆之則傷腎，春為痿厥，奉生者少。

【解析】

这段经文教育人们在不同的季节、不同的天地运气的养生防病方法，细致入微，可谓圣心备焉。经文论述了自然界四时生长收藏的自然规律，以及顺从四时而养生的方法。告诉人们必须顺从四时之气的变化来调养精神意志，才能防止疾病发生，保持身体健康。体现了中医学"天人相应"的整体观念，说明了中医学预防疾病的思想和养生方法是统一的。

第三节　七损八益与养生

【经文】

《素问·阴阳应象大论》：能知七损八益，则二者可调，不知用此，则早衰之节也。年四十，而阴气自半也，起居衰矣。年五十，体重，耳目不聪明矣。年六十，阴痿，气大衰，九窍不利，下虚上实，涕泣俱出矣。故曰：知之则强，不知则老，故同出而名异耳。智者察同，愚者察异，愚者不足，智者有余，有余则耳目聪明，身体轻强，老者复壮，壮者益治。是以圣人为无为之事，乐恬憺之能，从欲快志于虚无之守，故寿命无穷，与天地终，此圣人之治身也。

【解析】

七损八益，是中国古代房中养生文化的重要概念。所谓七损，是指七种有损人体健康长寿的性生活状态；所谓八益，是指八种有益于人体身心健康的性生活方法。七损八益理论初见于湖南长沙马王堆出土的竹简《天下至道谈》："七损：一曰闭，二曰泄，三曰渴，四曰勿，五曰烦，六曰绝，七曰费。八益：一曰治气，二曰致沫，三曰知时，四曰畜气，五曰和沫，六曰积气，七曰待盈，八曰定倾。"

"七损"是指七种有损于身心的男女和合之道。一是精道闭塞不通，或无精可泄，或房事中阴茎剧烈疼痛；二是精气早泄，或房事中汗出不止；三是房事没有节制，纵欲无度，或酒后嗜欲，导致精气枯竭，无精可射；四是阳痿之人，阴茎不举却勉强行房事；五是心神不定，心烦意乱，房事中呼吸急促，喘息不止；六是一方没有欲望，拒绝行房时，一方强行房事；七是交合时恣意泄欲，不顾对方感受，急速图快，徒然耗费精力，伤及对方情感和性欲，费力不讨好。

"八益"是指八种有益于身心的男女和合之道，有益于保精、惜精、护精、固精养生观念的做法。一曰治气，治气即养气。指双方要善于调养精气，吐故纳新，经常操习房中养生导引术，使其周身气血流畅，达到精气充沛，养精蓄锐；二曰致沫，是指叩齿吞津，也就是吞咽口中的唾液，吞咽津液，使其阴精之气通达下部，故称之为"致沫"。三曰知时，是指房事前夫妻应相互爱抚、温存，待男女双方都有了强烈欲望，即"神和意感"之后，在最佳的时机进行交合；四曰畜气，是指交合时精神专注，集中精力，将背部放松，收腹提肛，蓄积阴精之气，引导内气下行；五曰和沫，即和谐交合，相濡以沫。"勿亟勿数，出入和治"，"但当从容安徐。以和为贵"。交合时动作要温柔舒缓，氤氲云雨。不可简单粗暴，我行我素，一劳永逸；六曰积气。平素要蓄积精气，养精蓄锐，厚积薄发。男女要交合适度，以让女方达到高潮，获得快感为宜。不可耗散太过也不可草率应付，敷衍了事；七曰待盈。交合过程中，男性在射精前，要沉着静守，配合吐纳运气，使其精气持盈而不泄，等待女性到达高潮时，男性应弯曲背部，全力以赴，射精后，男性不可急于结束，要继续运作，以使女方得到完美的享受，这样才是圆满的交合；八曰定倾。是指房事结束后，男女双方都要安静的将息和调摄，以待精力的恢复，使精神与体力迅速恢复其常态，以防出现损阳或伤阴之象，双方在房事后都要清洗阴部，保持阴部的清洁卫生。

  本段着重论述房室养生之术与男女生长发育和衰老的关系，提出房事活动要避免七损，遵行八益，恬淡虚无，科学享受交媾之乐，则"寿命无穷"，反之，"不知用此，则早衰之节也"。如果"去七损以振其病，用八益以贰其气"，就能培补肾原，顾护精气，让老年人恢复健壮，壮年人不致衰老，日常生活安定愉快，皮肤细腻平滑，身体轻便灵活，身强体壮，益寿延年。《黄帝内经》中所提倡的房事前男女双方应有充分的性唤起，不能勉强行房，节制房事，以及房事后将息调摄，清洁卫生等观念，也完全符合现代性保健和性卫生的要求。

第二章　阴阳与养生

阴阳是中国古代朴素唯物主义哲学观。阴阳是对自然界相互关联的某些事物和现象对立双方的概括。阴和阳，既可以代表相互对立的事物，又可以分析一个事物内部所存在的相互对立的两个方面。阴阳学说认为，世界是物质的整体，世界本身是阴阳二气对立统一的结果。宇宙间的任何生物，都包含着阴和阳相互对立的两个方面，如白昼和黑夜，天气晴朗和阴雨、炎热和寒冷，运动和停止等等。阴和阳对立统一的矛盾运动，是宇宙间一切事物内部所固有的；宇宙间一切事物的发生、发展和变化，都是阴和阳对立统一的矛盾运动的结果。

《黄帝内经》首先提出了阴阳学说，并贯穿在中医学理论体系的各个方面，用来说明人体的组织机构、生理功能以及疾病的发生发展规律，并指导养生以及临床的诊断、治疗和理法方药。

第一节 阴阳的定义

【经文】

《素问·阴阳应向大论》：阴阳者，天地之道也，万物之纲纪，变化之父母，生杀之本始，神明之府也。治病必求于本。故积阳为天，积阴为地。阴静阳躁，阳生阴长，阳杀阴藏。阳化气，阴成形。寒极生热，热极生寒。寒气生浊，热气生清。清气在下，则生飧泄；浊气在上，则生（月真）胀。此阴阳反作，病之逆从也。

【解析】

本段经文是阴阳的定义和纲领。表明阴阳是世界上一切事物运动、变化、发生、消亡的规律和纲领，是自然界中万物运动变化的动力。事物之所以运动、发展、变化，根源就在于事物本身存在着相互对立统一的阴阳两个方面。指出阴阳两方在其运动变化过程中，既相互对立，又相互依存，相互为用，在一定条件下，又能相互转化。这就反映出阴阳学说，是我国古代一种朴素唯物主义辩证法的哲学思想。经文中还将阴阳的理论与人体的生理、病理结合起来，提出了"治病必求于本"这一祖国医学的根本原则和主导思想。

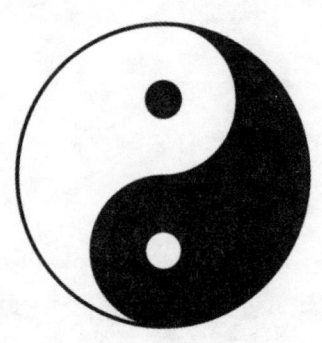

阴阳鱼

【经文】

（接上段）故清阳为天，浊阴为地；地气上为云，天气下为雨；雨出地气，云出天气。故清阳出上窍，浊阴出下窍；清阳发腠理，浊阴走五藏；清阳实四支，浊阴归六府。

水为阴，火为阳，阳为气，阴为味。味归形，形归气，气归精，精归化，精食气，形食味，化生精，气生形。味伤形，气伤精，精化为气，气伤于味。

阴味出下窍，阳气出上窍。味厚者为阴，薄为阴之阳。气厚者为阳，薄为阳之阴。味厚则泄，薄则通。气薄则发泄，厚则发热。壮火之气衰，少火之气壮。壮火食气，气食少火。壮火散气，少火生气。

气味辛甘发散为阳，酸苦涌泄为阴。阴胜则阳病，阳胜则阴病。阳胜则热，阴胜则寒。重寒则热，重热则寒。寒伤形，热伤气。气伤痛，形伤肿。故先痛而后肿者，气伤形也；先肿而后痛者，形伤气也。喜怒伤气，寒暑伤形。天不足西北，故西北方阴也，而人右耳目不如左明也。地不满东南，故东南方阳也，而人左手足不如右强也。阳之汗，以天地之雨名之；阳之气，以天地之疾风名之。

【解析】

本段经文通过阴阳在天地、水火、清浊、气味以及人体生理、病理等方面的体现，阐释了阴阳的属性和特点，明确了阴阳学说的基本内容：对立统一，依存互根，相互对立，相互消长，相互转化。阳主外，主气，主升发，阴主内，主血，主沉降，清阳之气向上向外升发和浊阴之气向下向内沉降的特性，是中医学辨证施治和中药学性味归经的理论依据。

第二节　天人相应

【经文】

《素问·金匮真言论》：阴中有阴，阳中有阳。平旦至日中，天之阳，阳中之阳也；日中至黄昏，天之阳，阳中之阴也；合夜至鸡鸣，天之阴，阴中之阴也；鸡鸣至平旦，天之阴，阴中之阳也。故人亦应之。

夫言人之阴阳，则外为阳，内为阴。言人身之阴阳，则背为阳，腹为阴。言人身之藏府中阴阳，则藏者为阴，府者为阳。肝心脾肺肾五藏，皆为阴。胆胃大肠小肠膀胱三焦六府，皆为阳。故背为阳，阳中之阳，心也；背为阳，阳中之阴，肺也；腹为阴，阴中之阴，肾也；腹为阴，阴中之阳，肝也；腹为阴，阴中之至阴，脾也。故以应天之阴阳也。

【解析】

本段详细描述了以人之阴阳应天之阴阳的"天人相应"理论，分析了人体形态结构的阴阳属性，是阴阳学说应用于人体的最基本的内容之一。说明了人体阴阳的可分性，指出了人体阴阳的相对性，阐述了五脏阴阳属性的归属，对于五脏的生理、病理、以及辨证施治，都具有十分重要的意义。

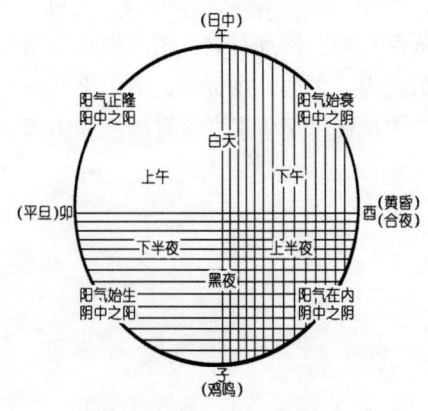

昼夜阴阳转化示意图

第三节　阴阳平衡

【经文】

《素问·生气通天论》：阳气者若天与日，失其所，则折寿而不彰，故天运当以日光明。凡阴阳之要，阳密乃固，两者不和，若春无秋，若冬无夏，因而和之，是谓圣度。故阳强不能密，阴气乃绝，阴平阳秘，精神乃治，阴阳离决，精气乃绝。

【解析】

本段经文把人体的阳气比作天体的太阳，从而突出了阳气在人体中的重要性，强调保持阳气充沛，在养生和防病保健中的重要作用。这些观念，奠定了中医学阴阳学说的理论基础。正如明代医家张景岳总结的"天之大宝，只此一丸红日；人之大宝，只此一息真阳"。经文论述了阳气与阴精互根互用的关系，指出了阴为阳之基，阳为阴之用。一旦这种关系受到破坏，就会出现阴阳偏胜和阴阳偏衰的病变，说明阴阳协调是保持人体"阳密阴固"的必要条件，而阴阳和调的关键在于人体的阳气必须致密与外，阴气才能固守于内，突出了阳气在阴阳调节中的主导作用。故曰"阴平阳秘，精神乃治，阴阳离决，精气乃绝"。

第三章 五行与养生

五行，就是木、火、土、金、水五种物质的运动。五行学说，是我国古代先贤圣哲在长期的生活和生产实践中，对自然界中木、火、土、金、水五种物质的朴素认识的基础上，进行抽象思维而逐渐形成的理论概念，用以分析各种事物的五行属性和研究事物之间相互关系的基本法则。可以说五行学说是古圣先贤伟大智慧的体现，是古代劳动人民认识自然和改造自然的指导思想。

《黄帝内经》运用比类取象的方法，把五行与人体的五脏六腑、五官、形体、脉象、经络的结合，并运用五行的生、克、乘、侮关系，解释人体的生理现象和疾病改变。五行学说在中医学中的应用，主要是以五行的特性来分析研究机体的脏腑、经络等组织器官的五行属性；以五行之间的生克制化来分析研究机体的脏腑、经络之间和各个生理功能之间的相互关系；以五行之间的乘侮来阐释病变情况下脏腑、经络之间的相互影响。因此，五行学说在中医学上不仅被用作理论上的阐释，而且具有指导临床的实际意义。

第一节　五行的定义

【经文】

《素问·阴阳应向大论》：东方生风，风生木，木生酸，酸生肝，肝生筋，筋生心，肝主目。其在天为玄，在人为道，在地为化。化生五味，道生智，玄生神，神在天为风，在地为木，在体为筋，在藏为肝，在色为苍，在音为角，在声为呼，在变动为握，在窍为目，在味为酸，在志为怒。怒伤肝，悲胜怒；风伤筋，燥胜风；酸伤筋，辛胜酸。

南方生热，热生火，火生苦，苦生心，心生血，血生脾，心主舌。其在天为热，在地为火，在体为脉，在藏为心，在色为赤，在音为征，在声为笑，在变动为忧，在窍为舌，在味为苦，在志为喜。喜伤心，恐胜喜；热伤气，寒胜热；苦伤气，咸胜苦。

中央生湿，湿生土，土生甘，甘生脾，脾生肉，肉生肺，脾主口。其在天为湿，在地为土，在体为肉，在藏为脾，在色为黄，在音为宫，在声为歌，在变动为哕，在窍为口，在味为甘，在志为思。思伤脾，怒胜思；湿伤肉，风胜湿；甘伤肉，酸胜甘。

西方生燥，燥生金，金生辛，辛生肺，肺生皮毛，皮毛生肾，肺主鼻。其在天为燥，在地为金，在体为皮毛，在藏为肺，在色为白，在音为商，在声为哭，在变动为咳，在窍为鼻，在味为辛，在志为忧。忧伤肺，喜胜忧；热伤皮毛，寒胜热；辛伤皮毛，苦胜辛。

北方生寒，寒生水，水生咸，咸生肾，肾生骨髓，髓生肝，肾主耳。其在天为寒，在地为水，在体为骨，在藏为肾，在色为黑，在音为羽，在声为呻，在变动为栗，在窍为耳，在味为咸，在志为恐。恐伤肾，思胜恐；寒伤血，燥胜寒；咸伤血，甘胜咸。

【解析】

本段经文论述了五行的定义，并运用五行学说，把自然界有关事物和人体的脏腑组织、生理现象有机地联系在一起，勾画出以阴阳五行为理论基础，以人体五脏为主体，外应五时五气，内和五府五志，人与自然界相通相应的人体功能活动系统。

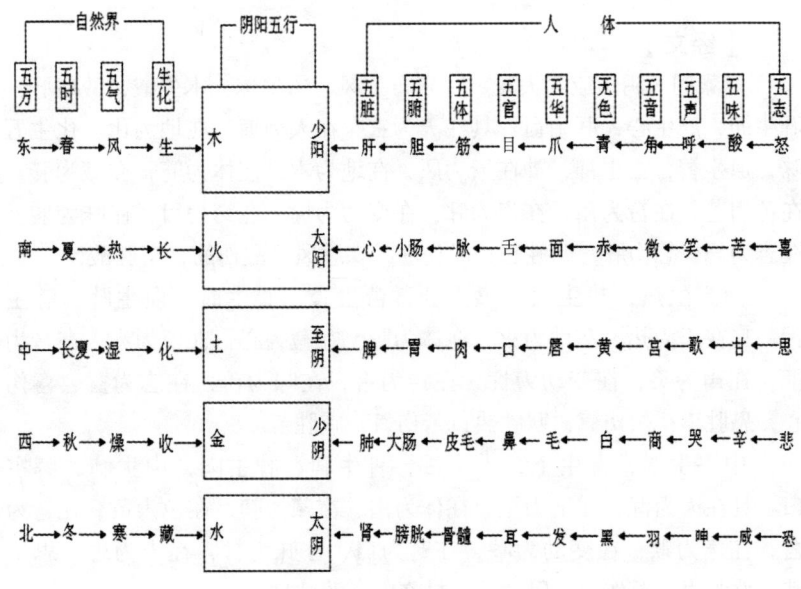

阴阳五行与五脏功能系统表

第二节　五脏与五行

【经文】

《素问·金匮真言论》：东方青色，入通于肝，开窍于目，藏精于肝，其病发惊骇。其味酸，其类草木，其畜鸡，其谷麦，其应四时，上为岁星，是以春气在头也，其音角，其数八，是以知病之在筋也，其臭臊。

南方赤色，入通于心，开窍于耳，藏精于心，故病在五藏，其味苦，其类火，其畜羊，其谷黍，其应四时，上为荧惑星，是以知病之在脉也，其音征，其数七，其臭焦。

中央黄色，入通于脾，开窍于口，藏精于脾，故病在舌本，其味甘，其类土，其畜牛，其谷稷，其应四时，上为镇星，是以知病之在肉也，其音宫，其数五，其臭香。

西方白色，入通于肺，开窍于鼻，藏精于肺，故病在背，其味辛，其类金，其畜马，其谷稻，其应四时，上为太白星，是以知病之在皮毛也，其音商，其数九，其臭腥。

北方黑色，入通于肾，开窍于二阴，藏精于肾，故病在溪，其味咸，其类水，其畜彘，其谷豆，其应四时，上为辰星，是以知病之在骨也，其音羽，其数六，其臭腐。

故善为脉者，谨察五藏六府，一逆一从，阴阳表里雌雄之纪，藏之心意，合心于精，非其人勿教，非其真勿授，是谓得道。

【解析】

本段经文运用五行学说，进一步阐明了人体的五脏，外应五方、五时、五味等，并且各有所应、各司所主的理论。经文中又把五谷、五畜、五星、五病等归属于五行和五脏，说明动物、植物乃至星辰同样存在着生克制约的关系，这种归属方法，同样符合并适用于现代生态学的观点。

阴阳学说和五行学说均属于唯物辩证观的哲学，这两种学说渗透到中医学领域后，促进了中医药学理论体系的形成和发展，并且贯穿于整个中医药学理论体系的各个方面，成为中医药学理论体系的一个重要组成部分。阴阳学说着重以"一分为二"的观点来说明相对事物或一个事物的两个方面存在着相互对立、相互制约、互根互用、消长平衡和相互转化的关系。阴阳学说用以解释宇宙，则认为整个宇宙即是一个对立的统一体；用以解释人体，就把人体看作是由各种对立的组织机构、功能活动组成的统一体；用以解释人和自然的关系，则认为人和自然又是一个对立着的统一整体。五行学说着重以"五"为基数来阐释事物之间的生克制化的相互关系。五行学说用以解释宇宙，则认为整个宇宙是由木、火、土、金、水五种物质的生克制化所组成的整体；用以解释人体，就以五行配属五脏、五官、五体、五志等来阐释其间相互生克制化的整体；用以解释人和自然的关系，则认为自然界的五运、六气、五方、五季、五化等都内应脏腑，人体脏腑的生理活动与自然环境之间同样存在着生克制化的相互关系，而且是一个整体。

阴阳学说和五行学说，虽然各有特点，是两种医学理论，但两者之间是相互关联的。阴阳学说和五行学说均是以阴阳五行的各自属性及其各自相互联系的法则为理论指导，以临床可见的各种生理病理现象为客观指标，去分析、研究、探讨和阐释人体内在脏腑、经络等的生理功能和病理变化的。因此，阴阳学说和五行学说在医学领域中是综合运用的。

第四章　藏象与养生

藏，是指藏于体内的内脏；象，是指表现于外的生理病理现象。藏象学说，即是通过对人体生理、病理现象的观察，研究人体各个脏腑的生理功能、病理变化及相互关系的学说。藏象学说在中医理论体系中占有极其重要的地位，对于阐明人体的生理和病理，指导临床实践，具有普遍的指导意义。

藏象学说的研究对象是五脏、六腑和奇恒之腑。五脏，指肝、心、脾、肺、肾；六腑，指胆、胃、大小肠、膀胱、三焦；奇恒之腑，指脑、髓、骨、脉、胆、女子胞。

第一节　藏象的定义

【经文】

《素问·六节藏象论》：帝曰：藏象何如？岐伯曰：心者，生之本，神之变也，其华在面，其充在血脉，为阳中之太阳，通于夏气。肺者，气之本，魄之处也，其华在毛，其充在皮，为阳中之太阴，通于秋气。肾者，主蛰，封藏之本，精之处也，其华在发，其充在骨，为阴中之少阴，通于冬气。肝者，罢极之本，魂之居也，其华在爪，其充在筋，以生血气，其味酸，其色苍，此为阳中之少阳，通于春气。脾胃大肠小肠三焦膀胱者，仓廪之本，营之居也，名曰器，能化糟粕，转味而入出者也，其华在唇四白，其充在肌，其味甘，其色黄，此至阴之类，通于土气。凡十一藏取决于胆也。

【解析】

本段经文首先提出了藏象的概念，然后重点说明五脏的功能，并且联系五体、五华以及四时阴阳等，进一步阐示了五脏的功能系统，体现了祖国医学"天人相应"、"有诸于内，必形诸于外"的整体观念。

第二节 十二官论

【经文】

《素问·灵兰秘典论》：心者，君主之官也，神明出焉。肺者，相傅之官，治节出焉。肝者，将军之官，谋虑出焉。胆者，中正之官，决断出焉。膻中者，臣使之官，喜乐出焉。脾胃者，仓廪之官，五味出焉。大肠者，传道之官，变化出焉。小肠者，受盛之官，化物出焉。肾者，作强之官，伎巧出焉。三焦者，决渎之官，水道出焉。膀胱者，州都之官，津液藏焉，气化则能出矣。

凡此十二官者，不得相失也。故主明则下安，以此养生则寿，殁世不殆，以为天下则大昌。主不明则十二官危，使道闭塞而不通，形乃大伤，以此养生则殃，以为天下者，其宗大危，戒之戒之。

【解析】

本段经文是《内经》藏象学说的主要理论。引用古代皇室机构说明内脏的关系，简明扼要地阐述了人体的十二个脏腑的生理功能。经文中"主明则下安"，"主不明则十二官危"，表明心脏在人体生理活动中的主导作用；"凡此十二官者，不得相失也"，表明人体十二脏腑既明确分工又相互合作，是统一的整体，充分体现了《黄帝内经》的整体观念和养生观。强调心在脏腑中的主导作用，这一思想与现代医学理论是一致的。

第三节　五脏与六腑的关系

【经文】

《灵枢·本输篇》：肺合大肠，大肠者，传道之府；心合小肠，小肠者，受盛之府；肝合胆，胆者，中清之府；脾合胃，胃者，五谷之府；肾合膀胱，膀胱者，津液之府也。少阳属肾，肾上连肺，故将两藏。三焦者，中渎之府也，水道出焉，属膀胱，是孤之府也。

【解析】

肺和大肠相表里，大肠是输送糟粕、排泄粪便的腑；心和小肠相表里，小肠是接受胃所下移的腐熟的水谷，并分别水液和糟粕的腑；肝和胆相表里，胆是贮藏和排泄胆汁的腑；脾和胃相表里，胃是受纳、消化食物的腑；肾和膀胱相表里，膀胱是蓄积和排泄水液的腑。手少阳三焦隶属于肾，而肾脏的经脉又上连于肺，肺能通调水道，所以肾脏能统率三焦与膀胱两个水腑而主水液代谢。三焦是全身水液通行的路径，有疏通水道的作用，它下通膀胱，和膀胱有直接的联系。不过如上所说的，肺、心、肝、脾、肾五脏都各有一腑与之相表里，在六腑之中，惟有三焦没有配属，所以称它为孤腑。

本段经文论述了五脏与六腑，在生理上存在着阴阳表里相互配合的关系，并说明了六腑的生理功能特别是对肾、肺、膀胱、三焦调节水道的作用，有进一步的论述。脏腑的功能都是以五脏为主的，脏是统帅腑的。肾是水脏，统帅膀胱、三焦两个水腑，与这一理论是相符的。因五脏六腑都是相表里的，都属于内脏，所以把"将两脏"中的"两脏"释作"膀胱和三焦两腑"。因为脏腑之间在生理上表里相互配合，故脏腑之间在病理上必然会相互影响，相互传变。所以中医学临床上有脏病治腑，腑病治脏的治疗原则。

第四节　精气神与五脏的关系

【经文】

《灵枢·本神篇》：天之在我者德也，地之在我者气也。德流气薄而生者也。故生之来谓之精，两精相搏谓之神，随神往来者谓之魂，并精而出入者谓之魄，所以任物者谓之心，心有所忆谓之意，意之所存谓之志，因志而存变谓之思，因思而远慕谓之虑，因虑而处物谓之智。故智者之养生也，必顺四时而适寒暑，和喜怒而安居处，节阴阳而调刚柔。如是，则僻邪不至，长生久视。

心，怵惕思虑则伤神，神伤则恐惧自失。破（月囷）脱肉，毛悴色夭死于冬。脾，愁忧而不解则伤意，意伤则悗乱，四肢不举，毛悴色夭死于春。肝，悲哀动中则伤魂，魂伤则狂忘不精，不精则不正，当人阴缩而挛筋，两胁骨不举，毛悴色夭死于秋。肺，喜乐无极则伤魄，魄伤则狂，狂者意不存人，皮革焦，毛悴色夭死于夏。肾，盛怒而不止则伤志，志伤则喜忘其前言，腰脊不可以俛仰屈伸，毛悴色夭死于季夏。恐惧而不解则伤精，精伤则骨酸痿厥，精时自下。是故五脏主藏精者也，不可伤，伤则失守而阴虚；阴虚则无气，无气则死矣。

【解析】

本段经文论述了人体精、气、神、魂、魄的概念及其与五脏的关系，指出精神意识活动虽为心脏所主，但又分属于五脏。这种"五神藏"的理论，反映了《内经》对人体生理功能以五脏为系统的特点。文中所论七情太过就能伤及五脏，产生各种病变；而五脏有病，又可表现出异常的情志活动。二者互为因果的关系，对临床辨证施治和养生防老具有重要意义。文中对养生方法的"和喜怒而安居处，节阴阳而调刚柔"，对诊断上的"察观病人之态，以知精神魂魄之存亡得失之意"等等，均有原则性的指导意义。此外，某些神志受伤的病变，当季节更替之际，便不能适应季节气候的变化，病势就会加重，甚至发生死亡的情况,临床也确为常见。

"故智者之养生也,必顺四时而适寒暑,和喜怒而安居处,节阴阳而调刚柔。如是,则僻邪不至,长生久视。"是《黄帝内经》的核心养生观,对于现代养生,具有纲领性的指导意义。

第五节　水谷精微的化生

【经文】

《素问·经脉别论篇》：食气入胃，散精于肝，淫气于筋。食气入胃，浊气归心，淫精于脉；脉气流经，经气归于肺；肺朝百脉，输精于皮毛；毛脉合精，行气于府；府精神明，留于四脏，气归于权衡；权衡以平，气口成寸，以决死生。饮入于胃，游溢精气，上输于脾；脾气散精，上归于肺；通调水道，下输膀胱；水精四布，五经并行，合于四时五脏阴阳，揆度以为常也。

【解析】

本段经文论述了水谷、饮入于胃后化生精微及其输布的过程。并以"经气归于肺，肺朝百脉，……气归于权衡"的认识，阐明了按寸口脉诊断疾病的原理和价值，为通过脉诊诊断脏腑病变奠定了理论基础。

第六节 精血的化生

【经文】

《灵枢·决气篇》：两神相搏，合而成形，常先身生，是谓精。上焦开发，宣五谷味，熏肤、充身、泽毛，若雾露之溉，是谓气。腠理发泄，汗出溱溱，是谓津。谷入气满，淖泽注于骨，骨属屈伸，泄泽，补益脑髓，皮肤润泽，是谓液。中焦受气，取汁，变化而赤，是谓血。壅遏营气，令无所避，是谓脉。精脱者，耳聋；气脱者，目不明；津脱者，腠理开，汗大泄；液脱者，骨属屈伸不利，色夭，脑髓消，胫酸，耳数鸣；血脱者，色白，夭然不泽。此脉空虚，此其候也。

【解析】

本段经文首先论述了人体的精、气、津、液、血、脉等六气的生成、功用，其次说明六气在大量耗散的情况下所产生的主证。这为临床从证测因，审因施治，提供了依据。如临床时面色苍白无华者，即可知为血虚所致，治以补血法。此外，一气分而为六，六气合而为一，其间关系甚为密切，所以在病变中亦必然会相互影响，故临床大汗伤津者，亦有营血亏虚；突然大失血者，亦可出现津伤。在治疗时要注意津液与气血之间的相互影响。故临证从六气相互关系上去追本溯源，分清主次，方能施治得当，取得满意的疗效。

第七节 病 机

【经文】

《素问·五运行大论》帝曰：病生之变何如？岐伯曰：气相得则微，不相得则甚。帝曰：主岁何如？岐伯曰：气有余，则制己所胜而侮所不胜；其不及，则己所不胜，侮而乘之，己所胜，轻而侮之。侮反受邪。侮而受邪，寡于畏也。

【解析】

黄帝问：邪气致病所发生的变化是怎样的呢？岐伯说：来气与主时之方位相合，则病情轻微，来气与主时之方位不相合，则病情严重。黄帝说：五气主岁是怎样的呢？岐伯说：凡气有余，则能克制自己能克制的气，而又能欺侮克制自己的气；气不足，则克制自己的气趁其不足而来欺侮，自己所能克制的气也反过来欺侮自己。由于本气有余而进行欺侮或乘别气之不足而进行欺侮的，也往往要受邪，是因为它无所谓忌，而缺少防御的能力。黄帝说：好。

【经文】

《素问、至真要大论》帝曰："愿闻病机何如？"

岐伯曰："诸风掉眩，皆属于肝；诸寒收引，皆属于肾；诸气膹郁，皆属于肺；诸湿肿满，皆属于脾；诸热瞀瘛，皆属于火；诸痛痒疮，皆属于心；诸厥固泄，皆属于下；诸痿喘呕，皆属于上；诸禁鼓栗，如丧神守，皆属于火；诸痉项强，皆属于湿；诸逆冲上，皆属于火；诸胀腹大，皆属于热；诸燥狂越，皆属于火；诸暴强直，皆属于风；诸病有声，鼓之如鼓，皆属于热；诸病胕肿，疼酸惊骇，皆属于火；诸转反戾，水液浑浊，皆属于热；诸病水液，澄彻清冷，皆属于寒；诸呕吐酸，暴注下迫，皆属于热。"

故大要曰："谨守病机，各司其属，有者求之，无者求之，盛者责之，虚者责之，必先五胜，疏其血气，令其调达，而致和平，此之谓也。"

【解析】

《内经》把疾病某些类同的症候，归纳於某一病因或某一脏的范围内，作为辨证求因依据，列为十九条，其中属于六淫的十三条，属于五脏的六条。掌握这些病机，对一些比较复杂的症状起到执简驭繁的作用，但它只是一种粗略的分类归纳，临证必须联系具体病情，全面分析，才能切合实际。

诸风掉眩，皆属于肝：内风疾患，出现头目昏花，肢体动摇等症状，多属肝的病变。

诸寒收引，皆属于肾：阴寒内盛，出现筋脉挛急，关节屈伸不利，多属肾的病变。

诸气膹郁，皆属於肺：上焦气机不利而出现呼吸迫促，胸部痞塞的症状，多属肺的病变。

诸湿肿满，皆属於脾：因水湿潴留而出现浮肿胀满的症状，多属脾的病变。

诸热瞀瘛，皆属於火：瞀，音茂（mao），目眩、眼花或心烦闷乱、神识昏糊。瘛，音翅（chi），四肢抽搐。多由于火热上扰心神，亢阳伤血灼筋或引动肝风所致。一般热病出现神志昏迷，抽搐症状，多属火证。

诸痛痒疮，皆属於心：皮肤疮疡，出现焮热疼痛瘙痒的症状，多属心火炽盛，血分有热所致。

诸厥固泄，皆属於下：厥逆、便秘，泄泻等症候，多属于大小肠、膀胱等下焦的病变。

诸痿喘呕，皆属於上：痿症、气喘、呕吐等症候，多属上焦肺胃的病变。

诸禁鼓栗，如丧神守，皆属於火：禁通噤，失语，不出声；鼓者鼓颔，战齿也；栗为身体抖动，即寒战；如丧神守，即神不守舍，轻度的精神失常。热病出现以上证状，多属火证为患。

诸痉项强，皆属於湿：痉，痉挛；项强，或颈项强硬，转动障碍。以上证状，都属于湿证为患。

诸腹胀大，皆属於热：腹部坚硬胀满膨大，多属热证为患。

诸逆冲上，皆属於火：气逆上冲，如呃逆、呕吐等，多属火证为患。

诸躁狂越，皆属於火：烦躁发狂，越墙攀高，举动失常的症状，多属火证为患。

诸暴强直，皆属於风：爆发筋脉强直拘挛的症状，多属风证为患。

诸病有声，鼓之如鼓，皆属於热：闻肠鸣之声，叩之有鼓音，多属於热证为患。

诸病跗肿，疼酸惊骇，皆属於火：下肢足背浮肿而有酸疼的感觉，又见心神不安，惊骇的症状，多属火证为患。

诸转反戾，水液浑浊，皆属於热：身体反常的转动屈伸，如抽筋、角弓反张，伴有小便混浊的，多属于热证为患。

诸病水液，澄澈清冷，皆属於寒：体内排出的水液，如果是清澈透明而又寒冷的，多属于寒证为患。

诸呕吐酸，暴注下迫，皆属於热：呕吐物有酸臭腐味，突发性倾泻，多属于热证为患。

第五章　经络与养生

经络是人体经脉和络脉的总称，它是人体气血运行的通道。经络的主要功能是运行全身气血，它"内属于脏腑，外络于肢节"，联络脏腑肢节，沟通上下内外，从而将人体各部分联接成一个有机的统一整体。经络学说是研究人体经络系统的生理功能、病理变化及其与脏腑关系的学说，是中医学理论体系的重要组成部分。经络学说体现了中医学高度科学的生理解剖学思想，对于临床各科的诊断治疗都有重要的指导意义，特别是中医学的针灸、推拿、养生理疗，都是以经络学说为理论基础。

70年代德国生物物理学家波普（Fritz-Albert Popp）以及90年代我国科学家张长琳教授的研究结果均表明，人体内存在着一个连续分布的电磁波叠加形成的三维干涉图，该图主体部分正好与《黄帝内经》记载的经络循行路线相吻合。进一步研究证明，中医学中的经络，是人体信息和能量的动态贮存和传递通道。这一研究成果，为揭示经络的实质做出了贡献，经络功能的新的发现，也为研究量子医学这一新的生命科学，开辟了新的思路。

第一节 十二经脉

【经文】

《灵枢·经脉篇》：

肺手太阴之脉，起于中焦，下络大肠，还循胃口，上膈属肺，从肺系横出腋下，下循内，行少阴心主之前，下肘中，循臂内上骨下廉，入寸口，上鱼，循鱼际，出大指之端；其支者，从腕后直出次指内廉，出其端。是动则病肺胀满膨膨而喘咳，缺盆中痛，甚则交两手而瞀，此为臂厥。是主肺所生病者，咳，上气喘渴，烦心胸满，臂内前廉痛厥，掌中热。气盛有余，则肩背痛，风寒汗出中风，小便数而欠。气虚则肩背痛寒，少气不足以息，溺色变。为此诸病，盛则泻之，虚则补之，热则疾之，寒则留之，陷下则灸之，不盛不虚，以经取之。盛者寸口大三倍于人迎，虚者则寸口反小于人迎也。

大肠手阳明之脉，起于大指次指之端，循指上廉，出合谷两骨之间，上入两筋之中，循臂上廉，入肘外廉，上外前廉，上肩，出骨之前廉，上出于柱骨之会上，下入缺盆络肺，下膈属大肠；其支者，从缺盆上颈贯颊，入下齿中，还出挟口，交人中，左之右、右之左，上挟鼻孔。是动则病齿痛颈肿。是主津液所生病者，目黄口干，鼽衄，喉痹，肩前痛，大指次指痛不用。气有余则当脉所过者热肿，虚则寒栗不复。

为此诸病，盛则泻之，热则疾之，寒则留之，陷下则灸之，不盛不虚，以经取之。盛者人迎大三倍于寸口，虚者人迎反小于寸口也。

胃足阳明之脉，起于鼻之交中，旁约太阳之脉，下循鼻外，上入齿中，还出挟口环唇，下交承浆，却循颐后下廉，出大迎，循颊车，上耳前，过客主人，循发际，至额颅；其支者，从大迎前下人迎，循喉咙，入缺盆，下膈属胃络脾；其直者，从缺盆下乳内廉，下挟脐，入气街中；其支者，起于胃口，下循腹里，下至气街中而合，以下髀关，抵伏兔，下膝膑中，下循胫外廉，下足跗，入中指内间，其支者，下廉三寸而别，下入中指外间；其支者，别跗上，入大指间，出其端。是动则病洒洒振寒，善呻数欠，颜黑，病至则恶人与火，闻木声则惕然而惊，心欲动，独闭户塞牖而处，甚则欲上高而歌，弃衣而走，贲响腹胀，是为骭厥。是主血所生病者，狂疟温淫汗出，鼽衄，口唇胗，颈肿喉痹，大腹水肿，膝膑肿痛，循膺、乳、气街、股、伏兔、外廉、足跗上皆痛，中指不用。气盛则身以前皆热，其有余于胃，则消谷善饥，溺色黄。气不足则身以前皆寒栗，胃中寒则胀满。为此诸病，盛则泻之，虚则补之，热则疾之，寒则留之，陷下则灸之，不盛不虚，以经取之。盛者人迎大三倍于寸口，虚者人迎反小于寸口也。

　　脾足太阴之脉，起于大指之端，循指内侧白肉际，过核骨后，上内踝前廉，上内，循胫骨后，交出厥阴之前，上膝股内前廉，入腹属脾络胃，上膈，挟咽，连舌本，散舌下，其支者，复从胃，别上膈，注心中。是动则病舌本强，食则呕，胃脘痛，腹胀善噫，得后与气则快然如衰，身体皆重。是主脾所生病者，舌本痛，体不能动摇，食不下，烦心，心下急痛，溏、瘕、泄、水闭、黄胆，不能卧，强立股膝内肿厥，足大指不用。为此诸病，盛则泻之，虚则补之，热则疾之，寒则留之，陷下则灸之，不盛不虚，以经取之。盛者寸口大三倍于人迎，虚者寸口反小于人迎也。

　　心手少阴之脉，起于心中，出属心系，下膈络小肠；其支者，从心系上挟咽，系目系；其直者，复从心系却上肺，下出腋下，下循内后廉，行手太阴心主之后，下肘内，循臂内后廉，抵掌后锐骨之端，入掌内后廉，循小指之内出其端。是动则病嗌干心痛，渴而欲饮，是为臂厥。是主心所生病者，目黄胁痛，臂内后廉痛厥，掌中热痛。为此诸病，盛则泻之，虚则补之，热则疾之，寒则留之，陷下则灸之，不盛不虚，以经取之。盛者寸口大再倍于人迎，虚者寸口反小于人迎也。

　　小肠手太阳之脉，起于小指之端。循手外侧上腕，出踝中，直上循臂骨下廉，出肘内侧两筋之间，上循外后廉，出肩解，绕肩胛，交肩上，入缺盆络心，循咽下膈，抵胃属小肠；其支者，从缺盆循颈上颊，至目锐眦入耳中；其支者，别颊上抵鼻，至目内眦，斜络于颧。是动则病嗌痛颔肿，不可以顾，肩似拔，似折。是主液所生病者，耳聋目黄颊肿，颈颔肩肘臂外后廉痛。为此诸病，盛则泻之，虚则补之，热则疾之，寒则留之，陷下则灸之，不盛不虚，以经取之。盛者人迎大再倍于寸口，虚者人迎反小于寸口也。

　　膀胱足太阳之脉，起于目内，上额交巅；其支者，从巅至耳上角；其直者，从巅入络脑，还出别下项，循肩膊内，挟脊抵腰中，入循膂，络肾属膀胱；其支者，从腰中下挟脊贯臀，入中；其支者，从内左右，别下贯胛，扶脊内，过髀枢，循髀外从后廉下合中，以下贯内，出外踝之后，循京骨，至小指外侧。是动则病冲头痛，目似脱，项如拔，脊痛腰似折，髀不可以曲，如结，如裂，是为踝厥。是主筋所生病者，痔疟狂癫疾，头囟项痛，目黄泪出鼽衄，项背腰尻脚皆痛，小指不用。为此诸病，盛则泻之，虚则补之，热则疾之，寒则留之，陷下则灸之，不盛不虚，以经取之。盛者人迎大再倍于寸口，虚者人迎反小于寸口也。

　　肾足少阴之脉，起于小指之下，斜趋足心，出于然谷之下，循内踝之后，别入跟中，以上内，出内廉，上股内后廉，贯脊属肾络膀胱，其直者，从肾上贯肝膈，入肺中，循喉咙，挟舌本；其支者，从肺出络心，注胸中。是动则病饥不欲食，面如漆柴，咳唾则有血，喝喝而喘，坐而欲起，目䀮䀮如无所见，心如悬若饥状，气不足则善恐，心惕惕如人将捕之，是为骨厥。是主肾所生病者，口热舌干，咽肿上气，嗌干及痛，烦心心痛，黄胆肠，脊股内后廉痛，痿厥嗜卧，足下热而痛。为此诸病，盛则泻之，虚则补之，热则疾之，寒则留之，陷下则灸之，不盛不虚，以经取之。灸则强食生肉，缓带披发，大杖重履而步。盛者寸口大再倍于人迎，虚者寸口反小于人迎也。

　　心主手厥阴心包络之脉，起于胸中，出属心包络，下膈，历络三焦；其支者，循胸出胁，下腋三寸，上抵腋，下循内，行太阴少阴之间，入肘中，下臂行两筋之间，入掌中，循中指出其端，其支者，别掌中，循小指次指出其端。是动则病手心热，臂肘挛急，腋肿，甚则胸胁支满，心中大动，面赤目黄，喜笑不休。是主脉所生病者，烦心心痛，掌中热。为此诸病，盛则泻之，虚则补之，热则疾之，寒则留之，陷下则灸之，不盛不虚，以经取之。盛者寸口大一倍于人迎，虚者寸口反小于人迎也。

三焦手少阳之脉，起于小指次指之端，上出两指之间，循手表腕，出臂外两骨之间，上贯肘，循外上肩，而交出足少阳之后，入缺盆，布膻中，散落心包，下膈，循属三焦；其支者，从膻中上出缺盆，上项，系耳后直上，出耳上角，以屈下颊至；其支者，从耳后入耳中，出走耳前，过客主人前，交颊，至目锐。是动则病耳聋浑浑，嗌肿喉痹。是主气所生病者，汗出，目锐痛，颊痛，耳后肩肘臂外皆痛，小指次指不用。为此诸病，盛则泻之，虚则补之，热则疾之，寒则留之，陷下则灸之，不盛不虚，以经取之。盛者人迎大一倍于寸口，虚者人迎反小于寸口也。

胆足少阳之脉，起于目锐，上抵头角，下耳后，循颈行手少阳之前。至肩上，却交出手少阳之后，入缺盆；其支者，从耳后入耳中，出走耳前，至目锐后；其支者，别锐，下大迎，合于手少阳，抵于，下加颊车，下颈合缺盆以下胸中，贯膈络肝属胆，循胁里，出气街，绕毛际，横入髀厌中；其直者，从缺盆下腋，循胸过季胁，下合髀厌中，以下循髀阳，出膝外廉，下外辅骨之前，直下抵绝骨之端，下出外踝之前，循足跗上，入小指次指之间，其支者，别跗上，入大指之间，循大指岐骨内出其端，还贯爪甲，出三毛。是动则病口苦，善太息，心胁痛不能转侧，甚则面微有尘，体无膏泽，足外反热，是为阳厥。是主骨所生病者，头痛颔痛，目锐痛，缺盆中肿痛，腋下肿，马刀侠瘿，汗出振寒，疟，胸胁肋髀膝外至胫绝骨外踝前及诸节皆痛，小指次指不用。为此诸病，盛则泻之，虚则补之，热则疾之，寒则留之，陷下则灸之，不盛不虚，以经取之，盛者人迎大一倍于寸口，虚者人迎反小于寸口也。

肝足厥阴之脉，起于大指丛毛之际，上循足跗上廉，去内踝一寸，上踝八寸，交出太阴之后，上内廉，循股阴入毛中，过阴器，抵小腹，挟胃属肝络胆，上贯膈，布胁肋，循喉咙之后，上入颃颡，连目系，上出额，与督脉会于巅；其支者，从目系下颊里，环唇内；其支者，复从肝别贯隔，上注肺。

【解析】

《内经·经脉篇》开头便说:"经脉者,所以决死生,处百病,调虚实,不可不通。"清代医家马元台、张隐庵两先生合注的《黄帝内经素问灵枢合编》,对《黄帝内经》研究颇深,书中强调"不识十二经络,开口动手便错。"由此可见经络学说在临床上的重要性。本篇经文共有十二节,分别论述了十二经脉的循行以及病候,并指出对病候虚实寒热、或盛或虚等的针灸治疗原则,均是经络学说的主要内容。十二经脉是人体运行气血的主要通路,故又称十二正经。它与脏腑有直接的联系,阴经属脏络腑,阳经属腑络脏。脏腑相合,以及组织器官的内脏联系,主要是通过十二经脉在其间沟通和维系,故有"十二经脉者,内属于脏腑,外络于肢节"的观点。

在临床应用时,应将经络学说与藏象学说结合起来,这样,在分析病理,诊断和治疗疾病时,便能打开思路,更加全面准确地辩证施治。十二经脉各经的主病不外本经所过部位的病变和本经所属脏腑的病变。以手太阴肺经为例,所主病候中的缺盆中痛,甚则交两手而瞀,臑臂内前廉痛厥,掌中热等,便是经脉所过部位的病变;病肺胀满,膨膨而喘咳,上气喘咳,烦心胸满等,便是肺脏所产生的病变;这些都是临床辩证的基础。更有单从经脉循行分布作为诊断的主要依据的,如头痛的六经辩证,手指麻木不用的区分,以及四肢痹痛的部位等。其余诸经的病证,都具有同样的意义。这种辩证方法在中医诊断学中统称为经络辩证。

人体经络循行图
手太阴肺经

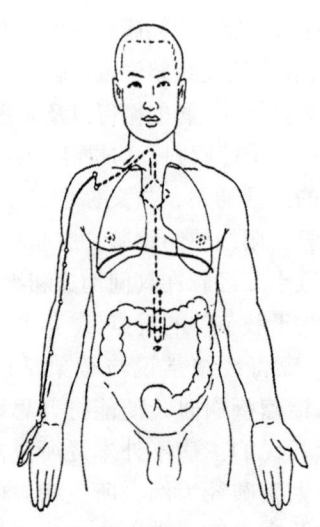

【经脉循行】

起于中焦,向下联络大肠,回绕过来沿着胃的上口,通过横膈,属于肺脏,从"肺系"(肺与喉咙相联系的部位)横行出来(中府),向下沿上臂内侧,行于手少阴经和手厥阴经的前面,下行到肘窝中,沿着前臂内侧前缘,进入寸口,经过鱼际,沿着鱼际的边缘,出拇指内侧端(少商)。

手腕后方的支脉:从列缺穴分出,一直走向食指内侧端(商阳),与手阳明大肠经相接。

【主治病候】

本经腧穴主治喉、胸、肺病,以及经脉循行部位的其他病证。如咳嗽、气喘、少气不足以息、咳血、伤风、胸部胀满、咽喉肿痛、缺盆部及手臂内侧前缘痛、肩背寒冷、疼痛等证。

【经穴分布】

本经经穴分布在胸部的外上方,上肢掌面桡侧和手掌及拇指的桡侧。起于中府,止于少商,左右各11个穴位。

手阳明大肠经

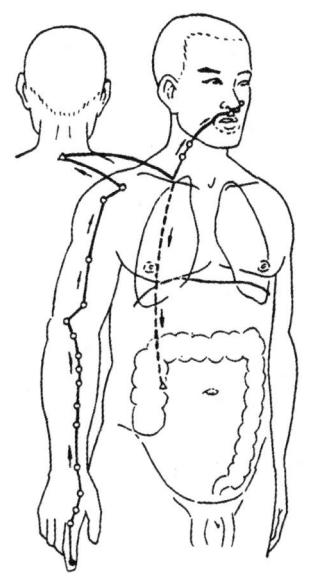

【经脉循行】

本经起于食指桡侧端（商阳穴），经过手背行于上肢伸侧前缘，上肩，至肩关节前缘，向后与督脉在大椎穴处相会，再向前下行入锁骨上窝（缺盆），进入胸腔络肺，通过膈肌下行，入属大肠。其分支从锁骨上窝上行，经颈部至面颊，入下齿中，回出夹口两旁，左右交叉于人中，至对侧鼻翼旁迎香穴处与足阳明胃经相接。

【主治病候】

本经腧穴主治头面、五官疾患，热病，皮肤病，肠胃病，神智病及经脉循行部位的其他病证。如腹痛，腹鸣腹泻、大肠功能减弱、肩膀僵硬、皮肤无光泽、肩酸、喉干、喘息、宿便、腹胀、易便秘、易患痔疮、肩背部不适或疼痛、牙疼、皮肤异常、上脘异常等。

【经穴分布】

手阳明大肠经经穴分布在上肢前外侧面、肩部、锁骨上窝、颈部、面部。起于商阳穴，止于迎香，左右各20穴。

足阳明胃经

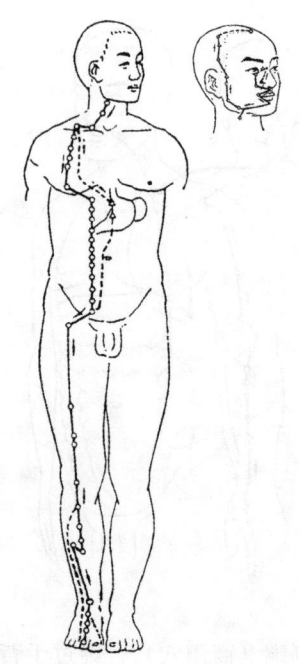

【经脉循行】

起于鼻翼两侧（迎香），上行到鼻根部，与旁侧足太阳经交会，向下沿着鼻的外侧（承泣），进入上齿龈内，回出环绕口唇，向下交会于颏唇沟承浆（任脉）处，再向后沿着口腮后下方，出于下颌大迎处，沿着下颌角颊车，上行耳前，经过上关（足少阳经），沿着发际，到达前额（神庭）；

面部支脉：从大迎前下走人迎，沿着喉咙，进入缺盆部，向下通过横膈，属于胃，联络脾脏；

缺盆部直行的支脉：经乳头，向下挟脐旁，进入少腹两侧气冲；

胃下口部支脉：沿着腹里向下与气冲会合，再由此下行至髀关，直抵伏兔部，下至膝盖，沿着胫骨外侧前线，下经足跗，进入第二足趾外侧端（厉兑）；

胫部支脉：从膝下3寸（足三里）处分出，进入足中趾外侧；

足跗部支脉：从跗上（冲阳）分出，进入足大趾内侧端（隐白），与足太阴脾经相接。

【主治病候】

本经腧穴主治胃肠病、头面、目、鼻、口、齿痛、神志病及经脉循行部位的其他病证。如肠鸣腹胀，水肿，胃痛，呕吐或消谷善饥，口渴，咽喉肿痛，鼻衄，胸部及膝膑等本经循行部位疼痛，热病，发狂等病证。

【经穴分布】

足阳明胃经经穴分布在头面部、颈部部、胸腹部、下肢的前外侧面。起于承泣，止于厉兑，左右各45穴。

足太阴脾经

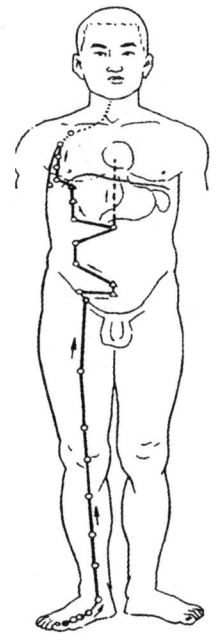

【经脉循行】

起于足大趾末端（隐白），沿着大趾内侧赤白肉际，经过大趾本节后的第一跖趾关节后面,上行至内踝前面,再上腿肚,沿着胫骨后面,交出足厥阴经的前面,经膝股部内侧前缘,进入腹部,属于脾脏,联络胃,通过横膈上行,挟咽部两旁,连系舌根,分散于舌下;

胃部支脉:向上通过横膈,流注于心中,与手少阴心经相接。

【主治病候】

本经腧穴主治脾胃病,妇科,前阴病及经脉循行部位的其他病证。如胃脘痛,食则呕,嗳气,腹胀便溏,黄疸,身重无力,舌根强痛,下肢内侧肿胀,厥冷等。

【经穴分布】

本经经穴分布在足大趾,内踝,下肢内侧,腹胸部第三侧线。起于隐白,止于大包,左右各21穴。

手少阴心经

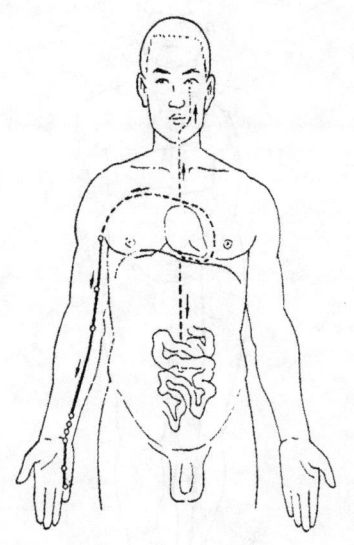

【经脉循行】

起于心中,出属"心系"(心与其他脏器相连系的部位),通过横膈,联络小肠;

"心系"向上的脉:挟着咽喉上行,连系于"目系"(眼球连系于脑的部位;

"心系"直行的脉:上行于肺部,再向下出于腋窝部(极泉),沿着上臂内侧后缘,行于手太阴经和手厥阴经的后面,到达肘窝,沿前臂内侧后缘,至掌后豌豆骨部,进入掌内。沿小指内侧至末端(少冲),与手太阳小肠经相接。

【主治病候】

本经腧穴主治心、胸、神志病以及经脉循行部位的其他病证。如心痛,咽干,口渴,目黄,胁痛,上臂内侧痛,手心发热等。

【经穴分布】

本经经穴分布在腋下,上肢掌侧面的尺侧缘和小指的桡侧端。起于极泉,止于少冲,左右各9穴。

手太阳小肠经

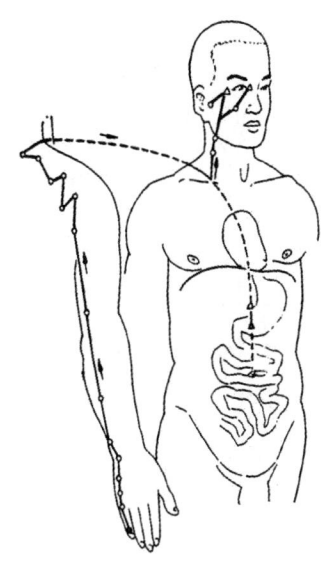

【经脉循行】

起于于小指外侧端(少泽),沿着手背外侧至腕部,出于尺骨茎突，直上沿着前臂外侧后缘，经尺骨鹰嘴与肱骨内上髁之间，沿上臂外侧后缘，出于肩关节，绕行肩胛部，交会于大椎（督脉），向下进入缺盆部，联络心脏，沿着食管通过横膈，到达胃部，属于小肠；

缺盆部支脉：沿着颈部，上达面颊，至目外眦，转入耳中（听宫）；

颊部支脉：上行目眶下，抵于鼻旁，至目内眦（睛明），与足太阳膀胱经相接，而又斜行络于颧骨部。

【主治病候】

本经腧穴主治头、项、耳、目、咽喉病，热病，神经病以及经脉循行部位的其他病证。如少腹痛，腰脊痛引睾丸，耳聋，目黄，颊肿，咽喉肿痛，肩臂外侧后缘痛等。

【经穴分布】

本经经穴分布在指、掌尺侧、上肢背侧面的尺侧缘，肩胛及面部。起于少泽，止于听宫，左右各19穴。

足太阳膀胱经

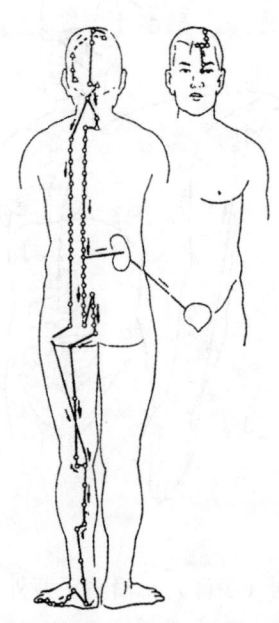

【经脉循行】

起于目内眦（睛明），上额交会于巅顶（百会，属督脉）；

巅顶部支脉：从头顶到颞颥部；

巅顶部直行的脉：从头顶入里联络于脑，回出分开下行项后，沿着肩胛部内侧，挟着脊柱，到达腰部，从脊旁肌肉进入体腔，联络肾脏，属于膀胱；

腰部的支脉：向下通过臀部，进入腘窝中；

后项的支脉：通过肩胛内缘直下，经过臀部（环跳，属足少阳胆经）下行，沿着大腿后外侧，与腰部下来的支脉会合于腘窝中。从此向下，通过腓肠肌，出于外踝的后面，沿着第五跖骨粗隆，至小趾外侧端（至阴），与足少阴经相接。

【主治病候】

本经腧穴主治头、项、目、背、腰、下肢部病证以及神志病，背部第一侧线的背俞穴及第二侧线相平的腧穴，主治与其相关的脏腑病证和有关的组织器官病证。如小便不通，遗尿，癫狂，疟疾，目痛，迎风流泪，鼻塞多涕，鼻衄，头痛，项、背、腰、臀部以及下肢后侧本经循行部位疼痛等证。

【经穴分布】

本经经穴分布在眼眶，头，项，背腰部的脊柱两侧，下肢后外侧及小趾末端。起于睛明，止于至阴，左右各67穴。

足少阴肾经

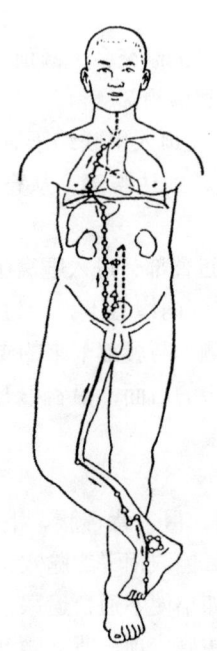

【经脉循行】

起于足小趾之下,斜向足心(涌泉),出于舟骨粗隆下,沿内踝后,进入足跟,再向上行于腿肚内侧,出腘窝的内侧,向上行股内后缘,通向脊柱(长强,属督脉),属于肾脏(腧穴通路:还出于前,向上行腹部前正中线旁开0.5寸,胸部前正中线旁开2寸,终止于锁骨下缘俞府穴),联络膀胱;

肾脏部直行的脉:从肾向上通过肝和横膈,进入肺中,沿着喉咙,挟于舌根部;

肺部支脉:从肺部出来,联络心脏,流注于胸中,与手厥阴心包经相接。

【主治病候】

本经腧穴主治妇科,前阴病,肾、肺、咽喉病及经脉循行部位的其他病证。如:咳血、气喘、舌干、咽喉肿痛、水肿、大便秘结、泄泻、腰痛、脊股内后侧痛、痿弱无力、足心热等病证。

【经穴分布】

本经经穴分布在足心，内踝后，跟腱前缘，下肢内侧后缘，腹部，胸部。起于涌泉，止于俞府，左右各27穴。

手厥阴心包经

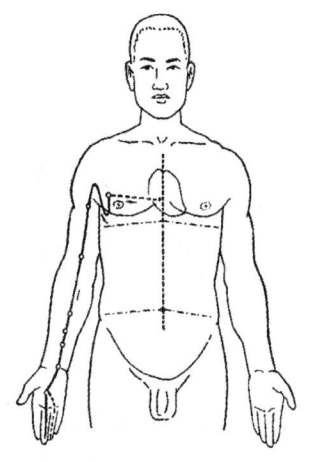

【经脉循行】

起于胸中，出属心包络，向下通过横膈，从胸至腹依次联络上、中、下三焦；

胸部支脉：沿着胸中，出于胁部，至腋下三寸处（天池）上行到腋窝中，沿上臂内侧，行于手太阴和手少阴之间，进入肘窝中，向下行于前臂两筋（掌长肌腱与桡侧腕屈肌腱）的中间，进入掌中，沿着中指到指端（中冲）；掌中支脉：从劳宫分出，沿着无名指到指端（关冲），与手少阳三焦经相接。

【主治病候】

本经腧穴主治心、胸、胃、神志病以及经脉循行部位的其他病证。如心痛，胸闷，心悸，心烦，癫狂，腋肿，肘臂挛急等证。

【经穴分布】

本经经穴分布在乳旁，上胶掌侧面中间及中指末端。起于天池，止于中冲，左右各9穴。

手少阳三焦经

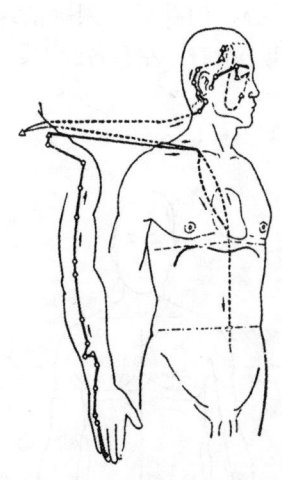

【经脉循行】

起于无名指末端（关冲）向上出于第四、五掌骨间，沿着腕背，出于前臂外侧桡骨和尺骨之间，向上通过肘尖，沿上臂外侧，上达肩部，交出足少阳经的后面，向前进入缺盆部，分布于胸中，联络心包，向下通过横膈，从胸至腹，属上、中、下三焦；

胸中支脉：从胸直上，出于缺盆部，上走项部，沿耳后向上，出于耳部上行额角，再屈而下行至面颊部，到达眶下部；

耳部支脉：从耳后进入耳中，出走耳前，与前脉交叉于面颊部，到达目目外眦（丝竹空之下），与足少阳胆经相接。

【主治病侯】

本经腧穴主治侧头、耳、目、胸胁、咽喉病，热病以及经脉循行部位的其他病证。如腹胀，水肿，遗尿，小便不利，耳鸣，耳聋，咽喉肿痛，目赤肿痛，颊肿，耳后、肩臂肘部外侧疼痛等证。

【经穴分布】

本经穴分布在无名指外侧，手背，上肢外侧面中间，肩部，颈部，耳翼后缘，眉毛外端。起于关冲，止于丝竹空，左右各23穴。

足少阳胆经

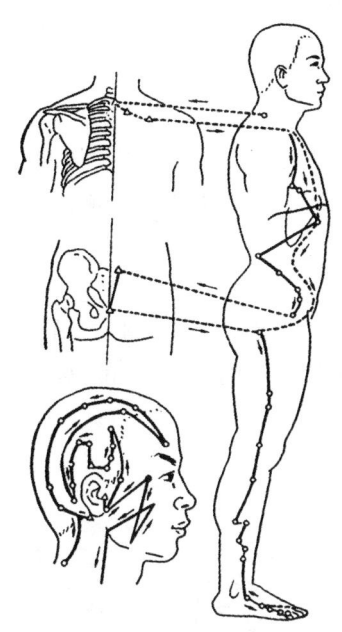

【经脉循行】

起于目外眦（瞳子髎），向上到达额角部（颔厌），下行至耳后（风池），沿着颈部行于手少阳经的前面，到肩上交出手少阳经的后面，向下进入缺盆部；

耳部的支脉：从耳后进入耳中，出走耳前，到目外眦后方；

外眦部的支脉：从目外眦处分出，下走大迎，会合于手少阳经到达目眶下，下行经颊车，由颈部向下会合前脉于缺盆，然后向下进入胸中，通过横膈，联络肝脏，属于胆，沿着胁肋内，出于少腹两侧腹股沟动脉部，经过外阴部毛际，横行入髋关节部（环跳）；

缺盆部直行的脉：下行腋部，沿着侧胸部，经过季胁，向下会合前脉于髋关节部，再向下沿着大腿的外侧，出于膝外侧，下行经腓骨前面，直下到达腓骨下段，再下到外踝的前面，沿足背部，进入足第四趾外侧端（足窍阴）；

足背部支脉：从足临泣处分出，沿着第一、二跖骨之间，出于大趾端，穿过趾甲，回过来到趾甲后的毫毛部（大敦，属肝经），与足厥阴肝经相接。

【主治病候】

本经腧穴主治侧头、目、耳、咽喉病，神志病，热病以及经脉循行部位的其他病证。如口苦，目眩，疟疾，头痛，颔痛，目外眦痛，缺盆部肿痛，腋下肿，胸、胁、股及下肢外侧痛，足外侧痛，足外侧发热等证。

【经穴分布】

本经经穴分布在目外眦，颞部，耳后，肩部，胁肋，下肢外侧，膝外侧，外踝的前下方，足第四趾端等部位。起于瞳子髎，止于足窍阴，左右各44穴。

足厥阴肝经

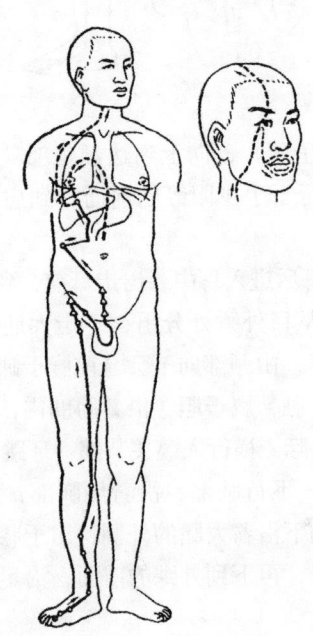

【经脉循行】

起于足大趾上毫毛部（大敦丫），沿着足跗部向上，经过内踝前一寸处（中封），向上至内踝上八寸处交出于足太阴经的后面，上行膝内侧，沿着股部内侧，进入阴毛中，绕过阴部，上达小腹，挟着胃旁，属于肝脏，联络胆腑，向上通过横膈，分布于胁肋，沿着喉咙的后面，向上进入鼻咽部，连接于"目系"（眼球连系于脑的部位），向上出于前额，与督脉会合于巅顶；

"目系"的支脉：下行颊里，环绕唇内；

肝部支脉：从肝分出，通过横膈，向上流注于肺，与手太阴肺经相接。

【主治病候】

本经腧穴主治肝病，妇科、前阴病以及经脉循行部位的其他病证。如腰痛，胸满，呃逆，遗尿，小便不利，疝气，少腹肿等证。

【经穴分布】

本经经穴分布在足背，内踝前，胫骨内侧面，大腿内侧，前阴，胁肋等。起于大敦，止于期门，左右各14穴。

第二节 任、冲、督、带脉

【经文】

《素问·骨空论》：任脉者，起于中极之下，以上毛际，循腹里，上关元，至咽喉，上颐循面入目。冲脉者，起于气街，并少阴之经，侠脐上行，至胸中而散。任脉为病，男子内结七疝，女子带下瘕聚。冲脉为病，逆气里急。督脉为病，脊强反折。督脉者，起于少腹以下骨中央。女子入系廷孔，其孔，溺孔之端也。其络循阴器，合篡间，绕篡后，别绕臀，至少阴与巨阳中络者合，少阴上股内后廉贯脊属肾。与太阳起于目内眦，上额交巅，上入络脑，还出别下项，循肩髆内。侠脊抵腰中，入循膂络肾。其男子循茎下至篡，与女子等，其少腹直上者，贯脐中央，上贯心，入喉，上颐环唇上系两目之下中央。此生病，从少腹上冲心而痛，不得前后，为冲疝，其女子不孕，癃痔、遗溺、嗌干；督脉生病治督脉，治在骨上，甚者在脐下营。

【解析】

本段经文主要论述任脉、冲脉、督脉三条奇经的循行部位即常见病证，临床上内科、妇科"久发"、"频发"的疑难杂证，都可以运用奇经辨证施治，特别是在妇科胎产与月经病的调治，奇经辨证更为重要。任、冲、督三脉均起于少腹，出于会阴，分别上行于腹正中、腹两侧及背正中，一源而三岐，因而三经在生理、病理上有着必然的联系，并且与相关的脏腑相互影响。由于冲脉循行分布较为广泛，所以冲脉又被称为"十二经之海"和"血海"，此外又有"任主胞胎"、"督脉为阳脉之海"的说法。

冲任督带属于奇经八脉。关于带脉，《黄帝内经》论述较少。《素问·痿论》：阳明虚则宗筋纵，带脉不引，故足痿不用也。

带脉是奇经八脉的重要经脉，能约束纵行之脉，足之三阴、三阳以及阴阳二蹻脉皆受带脉之约束，以加强经脉之间的联系。带脉还有固护胎儿和主司妇女带下的作用。《奇经八脉考·带脉篇》:"带脉者,起于季胁足厥阴之章门穴,同足少阳循带脉穴,围身一周,如束带然。"带脉起于足少阴之正脉,出于舟骨粗隆下方之然谷穴。带脉与肾脏神经系统有关,故带脉强健可以固精、强肾、壮阳。由于带脉总束腰以下诸脉,下焦是奇经汇集之所在,金朝医家张从正(公元1156—公元1228)所著《儒门事亲》曰:"冲、任、督三脉同起而异行,一源而三歧,皆络带脉。"

本经脉交会穴为带脉(带脉同名穴位)、五枢、维道(足少阳经)共3穴,左右合6穴。

根据带脉分布和以上文献记载,带脉病候主要表现为"带脉不引",即约束无力所致各种弛缓、痿废诸证。如腰部痠软、腹痛引腰脊、下肢不利及男女生殖器官病症,包括阳痿、遗精、月经不调、崩漏、带下、少腹拘急、疝气下坠等。

第三节　阴跷脉与阳跷脉

【经文】

《灵枢·脉度篇》：跷脉者，少阴之别，起于然骨之后。上内踝之上，直上循阴股，入阴，上循胸里，入缺盆，上出人迎之前，入頄，属目内眦，合于太阳，阳跷而上行，气并相还，则为濡，目气不荣，则目不合。气之不得无行也，如水之流，如日月之行不休，故阴脉荣其脏，阳脉荣其腑，如环之无端，莫知其纪，终而复始。其流溢之气，内溉脏腑，外濡腠理。男子数其阳，女子数其阴，当数者为经，其不当数者为络也。

【解析】

本段详细地叙述了人体阴阳跷脉的起止、来源、循行路线和主要功能。男子以阳跷为经，女子以阴跷为经。跷，有轻健跷捷的含义，两跷脉皆起于跟中。阴跷为少阴之别，起于照海，沿内踝上行；阳跷为太阳之别，起于申脉，沿外踝上行两经均上达眦，因而阴阳跷脉与眼睑开合有关，具有濡养眼目、司眼睑之开合和下肢运动的功能。阴阳跷脉的出入交汇，又具有内溉脏腑，外濡腠理的功能。古代医家有阴阳跷脉"分主一身左右之阴阳"之说。

第四节　阴维与阳维

【经文】
《针灸甲乙经》：阴维脉起于足内踝上五寸足少阴经的筑宾穴，沿下肢内侧后缘上行，至腹部，与足太阴脾经同行到胁部，与足厥阴肝经相合，再上行交于任脉的天突穴，止于咽喉部的廉泉穴。

【解析】
阴维脉的"维"字，有维系、维络的意思。阴维具有维系阴经的作用。据《奇经八脉考》记载，阴维脉起于诸阴之交（三阴交穴）后上方，即足少阴肾经内踝上五寸之后端筑宾穴，循小腿后侧上行至屈膝腘窝内侧之阴谷穴，再循大腿内侧上行至鼠蹊部位横（耻）骨五分旁之横骨穴，往少腹外上行至髂骨前上棘与横骨中点之上方，始维入足太阴脾经之府舍穴。后循腹中线三寸半外侧上行，经腹结穴至与脐平之大横穴，再往上行腹哀穴。阴维在此上行，至乳下第二肋骨处，始又维入足厥阴肝经之期门穴。至此阴维脉挟胃、属肝、络胆、贯膈上行与任脉交于结喉下一寸之天突穴，再上行至颔下结喉上中央舌根下之廉泉穴。阴维脉有维系全身阴脉的作用，与阳维脉共同调节溢蓄全身的气血。其病变主要表现为心痛，胃痛，胸腹痛等里症。

【经文】
《针灸甲乙经》：阳维脉起于足太阳的金门穴，过外踝，向上与足少阳经并行，沿下肢外侧后缘上行，经躯干部后外侧，从腋后上肩，经颈部、耳后，前行到额部，分布于头侧及项后，与督脉会合。

【解析】
阳维具有维系阳经的作用。《奇经八脉考》指出："阳维脉起於诸阳之会，即起於足太阳膀胱经之足外踝下一寸金门穴。再从金门穴行於足少阳胆经之外踝上七寸阳交穴。又与手太阳小肠经、足太阳膀胱经及阳蹻脉，会於肩後大骨下胛上廉臑俞穴，又与手少阳三焦经、足少阳胆经，会於缺盆中上毖际天穴，又会於肩上陷中肩井穴。从肩井穴上头，与足少阳胆经会於眉上一寸阳白穴。从阳白穴上行於眼上方，直入发际本神、临泣穴。从临泣穴上行经正营穴，循行枕骨下而至脑空穴。从脑空穴下行至耳後大筋外端风池穴，又与督脉会於项後风府、哑门穴。其病变主要表现为腰脊、下肢、头肩的寒热表证。

第六章 运气学说与养生

运气学说是中国古代研究气候变化规律及其与人体健康和疾病关系的学说,体现了中医学"天人合一"、"整体观念"的特点,在中医学中占有比较重要的地位。运气学说的基本内容,是在中医整体观念的指导下,以阴阳五行学说为基础,运用天干地支等符号作为演绎工具,来推论气候变化规律及其对人体健康和疾病的影响的。其演绎方法,是据甲、乙、丙、丁、戊、己、庚、辛、壬、癸十天干以定"运",子、丑、寅、卯、辰、巳、午、未、申、酉、戌、亥这十二地支以定"气"。每年的年号都由一个天干和一个地支组成,代表运与气的结合。根据运气相临的顺逆情况,运用阴阳相反相成和五行生克的理论,推测每年气象的特点及气候变化的周期性,进而探讨气候对发病因素和人体的影响,概括出六淫发病的一般规律。

《黄帝内经》认为,人为万物之灵,与天地相参,与日月相应。《内经》把自然界中的木、火、土、金、水五行,分别对应人体的肝、心、脾、肺、肾五脏,目、舌、口、鼻、耳五官,筋、脉、肉、皮、骨五体,怒、喜、思、忧、恐五志,呼、笑、歌、哭、吟五声,颈项、胸胁、脊椎、肩背、腰股五所,握、呃、哕、咳、慄五态,风、热、湿、燥、寒五气。运用五行的生克乘侮解析人体的生理现象和病理改变,指导疾病预防和治疗。《黄帝内经》把人和自然看做是一个统一的整体,认为人体的生命活动与自然界的日月更替、气候变化是相通相应的,自然界的五运六气,可以影响人体的五脏六经之气。这样就把自然界的变化,和人体的生命活动结合起来,统一于客观物质世界,形成了人与自然统一的医学理论体系,从而从天文学、气象学等方面来研究人体的生命活动。这就是《黄帝内经》"天人合一"的哲学思想,也是中医学

"整体观念"的理论基础。

　　《黄帝内经》是现存中医书籍中最早提出运气学说的经典医著。在《内经》的天元纪大论、五运行大论、六微旨大论、气交变大论、五常政大论、六元正纪大论、至真要大论等七个篇章，重点论述了运气学说。他如六节藏象论，《黄帝内经素问遗篇》的刺法论、本病论等也有论述。运气学说涉及到天文、地理、历法、医学等各方面的知识。故中医界有"不通五运六气，遍读方书何济？"的古训。

第一节　五　运

【经文】

《素问·天元纪大论》：天有五行御五位，以生寒暑燥湿风。人有五脏化五气，以生喜怒思忧恐。论言五运相袭，而皆治之，终期之日，周而复始。夫五运阴阳者，天地之道也，万物之纲纪，变化之父母，生杀之本始，神明之府也，可不通乎。

故物生谓之化，物极谓之变；阴阳不测谓之神；神用无方，谓之圣。

夫变化之为用也，在天为玄，在人为道，在地为化，化生五味，道生智，玄生神。

神，在天为风，在地为木；在天为热，在地为火；在天为湿，在地为土；在天为燥，在地为金；在天为寒，在地为水。故在天为气，在地成形，形气相感，而化生万物矣。

然天地者，万物之上下也。左右者，阴阳之道路也。水火者，阴阳之征兆也。金木者，生长之终始也。气有多少，形有盛衰，上下相召，而损益彰矣。

【解析】

运气学说，是五运六气学说的简称。五运，就是指木、火、土、金、水五行五方之气的运动。它既是用以说明形成气候变化的地面因素，同时也是古代用以解释宇宙运动变化规律的一个哲学概念。六气，即存在于空间的风、火、热、湿、燥、寒六种气候变化要素。五运六气学说，就是运用五运和六气的运动节律及相互化生，来解释天体运动对气候变化，以及天体运动、气候变化对生物及人体的影响。

"天有五行御五位，以生寒暑燥湿风。"这里的御，是临御、和合的意思。五位，是指春、夏、长夏、秋、冬五时。五行御五位，化生于天的风、热、湿、燥、寒五气，又化生出在地的木、火、土、金、水五行,即"在天为气,在地成形",表明五运和六气、形与气是相互化生的关系。风、热、湿、燥、寒五气常表现为太过的形式,诸气有余便产生火,风、热、湿、燥、寒五气再加上火,就形成了"六气"的概念。

"神,在天为风……"这里的"神",指的是阴阳,因为阴阳变化神奇莫测,故称神。天为阳,地为阴,气为阳,形为阴,阳化气,阴成形。运气学说把看得见的物质称为"形",把看不见的物质称为"气"。气充盈于天地上下四方之间,一切事物的形成、发展和消亡就是气聚合、化散的运动。因此,五运和六气,分之则二,合之则一,化气即是风、热、湿、燥、寒、火,成形则为木、火、土、金、水。形化气,气成形,形气相感,对立统一,推动着自然界中万事万物的发展和变化。

第二节 六 气

【经文】

《素问·五运行大论》：大气举之也。燥以干之，暑以蒸之，风以动之，湿以润之，寒以坚之，火以温之。故风寒在下，燥热在上，湿气在中，火游行其间，寒暑六入，故令虚而生化也。故燥胜则地干，暑胜则地热，风胜则地动，湿胜则地泥，寒胜则地裂，火胜则地固矣。

【解析】

本段经文论述风、寒、暑、湿、燥、火六气的作用以及六气对人和自然环境的影响。遵守"虚邪贼风，避之有时，恬淡虚无，真气从之"的养生之道，掌握五运六气运行规律，顺时应天，颐养天年，不亦说乎。

附 篇

附篇一：众佰健五行养生功

众佰健"五行养生功"是山东化育堂传人曹洪乾先生，根据家传功法"五行养生功"整理的养生功法。该功法的特点是功法简单，易于学习，健身益寿，抗老防衰。适合于保健养生，强身健体，以及慢性、虚弱性疾病患者的锻炼和调摄。有助于神经衰弱、慢性气管炎、食管炎、慢性胃炎、冠心病、肺气肿、溃疡病、胃下垂、腰肌劳损、慢性肾炎、肾虚腰痛等患者的康复。特别是对心脑血管疾病、糖尿病、腰腿痛、失眠、前列腺炎、更年期综合征、耳鸣、耳聋等有较好的改善作用。

五行，是指自然界中金、木、水、火、土五种物质的运动，它属于我国古代唯物主义辩证观，是中医独特理论体系的组成部分。"众佰健五行养生功"是中医学养生方法，吸收了祖国医学传统养生理论的精华，将生态养生、练功锻炼和防病治病有机地结合起来，以提高生命质量、改善生命状态为目的，通过自我的练功锻炼，达到天、地、人的和谐统一。"众佰健五行养生功"的养生思想，反应了中国传统养生道法自然、内外兼修的养生原则，对于放松身心，延年益寿有良好作用。

"众佰健五形养生功"由金（金鼓长鸣）、木（木秀于林）、水（水精四布）、火（火煦丹田）、土（土旺四时）五节功法组成。动静结合，练习时呼吸、导引、意念相互配合，动作柔和、自然，顺畅，形神兼备。全套动作简单明了，易学易练。适合不同年龄阶段的人锻炼。长期坚持锻炼可有效地促进血液循环，达到养生防病，强身健体的作用。

第一节 金鼓常鸣

练功方法：闭目。两手掌心掩在两耳处，手指紧贴于脑后，食指叠于中指之上，随即用力滑下，弹在后脑上，状如击鼓（此即气功术语之"鸣天鼓"），左右指同时弹击36次。

练功作用：醒脑开窍，聪耳明目。

第二节 木秀于林

练功方法：站姿，双脚分开，与肩同宽，呼吸自然调匀。

1. 低头扭颈向左右侧视，肩也随之左右摇摆，左右各24次。

2. 弯曲两臂，先以左手臂外展绕肩顺时针摆动三十六周，然后再以右手臂外展绕肩顺时针摆动三十六周。

3. 双脚并拢，两手指交叉，掌心向下，弯腰，用力使手掌接触脚尖。连续9次。最后抬头站立，双手自然下垂，调匀呼吸，缓缓收功。

练功作用：条达全身，运动和锻炼头、颈、肩、手臂、腰、腿各个部位。

第三节　水精四布

练功方法：

1. 闭目。牙齿相互叩击作响三十六次。

2. 以舌在口中上下左右搅动，使生津液，然后在口中鼓漱三十六次，分作三次徐徐咽下。

练功作用： 固齿生津，润肺滋肾。

第四节　火煦丹田

练功方法：取站姿或卧姿。意念脐下丹田似有一团热气（初练此功时，脐下热感不明显，一般练功百日后，就会有明显的感觉，这时真的产生了热气团，并非只是意念），将此热气引导下行，冲过会阴穴（位于两阴之间凹陷处，是任脉与督脉、冲脉交会穴），过尾骨，沿后背上升腰间命门穴（位于第二腰椎脊突下），再升至脊背、后脑（玉枕穴：后发际直上2.5寸，旁开1.3寸）、头顶心（百会穴：后发际正中直上7寸），然后分开顺着两太阳穴、经耳根前、面颊、交汇于喉头，进入心窝（膻中前正中线，平第四肋间隙），再下行至神阙（在脐的中间），归于下丹田（脐下小腹内）。意想此一团热气如发火烧身，行至何处，热至何处，一吸一呼，可意想热气从身前到身后，上升头顶，再沿任脉降下，完成一个循环，连续运行9个循环。久练自然精力充沛，身轻体健。

第五节　土旺四时

练功方法：取站姿或坐姿。身体端正，双手握固（注：握固是气功修炼中，手的一种姿态。握固的方法是，屈大拇指于四小指下，或以大指掐中指中节，四指齐收于手心。）双眼微闭，舌舔上腭，摒除杂念，静思息虑，神不外驰，呼吸调匀，顺腹式呼吸3分钟收功。练功作用：调息养生，放松身心，回归自然。

练习"众佰健五行养生功"功法，可以全部练习，也可以练习其中的一节或数节。学练"众佰健五形养生功"时，要灵活掌握，循序渐进，贵在坚持。练功者饮食宜清淡，营养均衡，练功日久，自能达到养生保健，祛病强身，延年益寿之功效。

附篇二：众佰健九九养生功

众佰健九九养生功，是一种静态功法。静态功法简称静功，是指练功时身体的的位置保持不动的一种方法，可分为卧式静功、坐式静功和立式静功等。静功的特点是，虽然在外形上看似不动，神态宁静，但人体内的气血、经络和脏腑机能在定向性的意念活动和呼吸运动（包括修心养性、意念、意守、导气等）影响下，都在不停的进行调整运动，即所谓"静中有动、动中有静；外静而内动、形静而意动"。九九养生功为卧式静功，适合练习者在床上静卧练功。其特征是简单易学、方便实用、功效显著、立竿见影。本功法既可全部练习亦可选择部分功法练习，适用于中老年朋友和青少年养生保健练功。

我国最早的中医学经典著作《黄帝内经》，是目前世界上最为全面的养生、保健、防病、治病的医学专著。《黄帝内经·素问·上古天真论》篇说道："上古之人，其知道者，发于阴阳，和于术数，食饮有节，起居有常，不妄作劳，故形能与神俱，而尽忠其天年，度百岁乃去。"又云："夫上古圣人之教下也，皆谓之虚邪贼风，避之有时，恬惔虚无，真气从之，精神内守，病从安来。"众佰健九九养生功，以《黄帝内经》养生理论为指导，以中医经络学说和藏象学说为理论基础，运用意念和气功引导，平衡人体阴阳，真实体现"治病必求于本"和"正气存内，邪不可干"（《内经·素问·刺法论篇》）这一养生保健的最高境界。

九九养生功功法共分为九节，计三百六十九拍。全套功法以《黄帝内经》的养生理论为宗旨，以"调节阴阳平衡，贯通任督二脉，强心固肾，活血通经"为练功大纲，经常练习，能够使机体任督通而精气盛，心肾交而阴阳和，正气复而邪气祛，经脉疏而肢体健，头脑清而耳目聪，达到扶正祛邪，养生保健，强身健体，益寿延年的良好功效。本功法能够促进机体血液循环，增强新陈代谢功能，改进机体内环境，提高免疫力。对于高血压症、心脑血管病、消化不良、便秘、肛肠疾病、失眠多梦、前列腺炎、骨关节病、身体虚弱等，具有预防和改善的作用。如果在练功时配合使用"众佰健"生态能量养生床垫，则能达到事半功倍的练功效果。

九九养生功，是笔者学习和练功多年经验和点滴体会的总结，能够对习练者的养生保健和防病治病有所裨益，是我最大的心愿。由于笔者才疏学浅，错陋之处在所难免，恳请读者斧正，尚能得到同道者指导，我将万分欣慰，不胜谢忱之至。

练功法则： 天人合一，阴阳平衡，回归自然，返璞归真。

练功大纲： 调节阴阳平衡，贯通任督二脉，活血通经，强心固肾。

练功功效： 扶正祛邪，养生保健，强身健体，益寿延年。

练功注意事项：

一、练功时间以早晨起床前和晚上睡觉前为最佳，每天练功1—2次，每练功九天休息一天。

二、练功环境必须安静、舒适、空气流通。

三、练功前必须排空大小便。

四、练功时应调匀呼吸，排除一切杂念，做到心境、意静、神静、气静。全身放松、气运丹田。

五、练习九九养生功，要由浅入深，循序渐进，持之以恒，方能达到良好的练功效果。

六、本功法不宜在金属弹性软床（如席梦思）上练习。

七、练功后如有大小便次数增多，身热出汗等现象，此为身体机能恢复的正常反应，可在练功9—18天内恢复正常。

八、练功禁忌症：患有神经性结肠炎、遗尿症、妇女月经期慎练本功法，子宫出血、心、肝、肾功能衰竭者不宜练习本功法。

九、练功姿势为静卧，全身放松，面向上，双手掌心向下，自然伸开，平放于大腿两侧，双腿自然伸直，脚尖向上。

第一节 预备功 调息运气

练功大纲：平衡阴阳，扶正祛邪。

练功方法：本功法分为四个小节，每节九拍，共三十六拍。

身体平卧，头枕在稍低的枕头上，面朝上，双目微闭；两脚自然分开，脚尖向上，与肩同宽；双手掌心向下，平放于大腿两侧；调匀呼吸，舌尖轻舔上腭，排除杂念，意守丹田，做顺腹式呼吸（吸气时，腹肌下降，腹部隆起；呼气时膈肌上升，腹部内收）。注意先吸气，后呼气，鼻吸口呼，即闭口用鼻孔吸入空气，张口用口腔呼出体内的气体。在呼吸的同时，加上意念：吸气时，意想整个宇宙清新之气由四面八方灌注到丹田；呼气时，意想宇宙清新之气由丹田灌注全身——头脑、四肢、五官、九窍、体内的病邪之气由口中排除体外。练功时伴随节拍吸气和呼气运动意念。最后气运丹田，调匀呼吸，由腹式呼吸变为口鼻式呼吸，缓缓收动。

练功功效：调息运气是调和阴阳，扶正祛邪，动静兼顾的功法。动为阳，静为阴，静中求动，动静结合，即可练气，又可练意，所谓"化气调阴阳，动静通表里"。中医学认为，气为血之帅，血为气之母，气行则血行，气滞则血瘀。气血以通为补，以通为治。由此可见，本节预备功虽然功法简单，但其用意和功效却非同一般。

第二节 任督贯通

练功大纲：通调气血，平衡阴阳。

练功方法：本功法分为四个小节，每节九拍，共三十六拍。

（一）

1．调匀呼吸，气运丹田（丹田又名石门穴，位于脐下二寸，见附图）；

2．意想丹田之气，由小腹内沿任脉的循行路线上行，经过肚脐的中央（神阙穴：位于脐的中间）；

3．向上至胸中（膻中：位于两乳之间正中部位，前正中浅，平第四肋骨间隙）；

4．再向上至咽喉部（天突穴：位于胸骨上窝正中）；

5．继续上行至颏唇沟（承浆穴：位于颏唇沟中点）；

6．分开环绕口唇，交会于人中（人中穴：位于鼻唇沟中点）；

7．由人中分开，分别上行至目眶下（承泣穴：目正视，位于瞳孔下方，眶下缘于眼球中间）；

8．经过双目，向上交会于眉心（印堂穴：位于两眉头连线的中点）；

9．沿前额向上，进入发际，到达颠顶（百会穴：位于两耳尖连线的中点），与督脉相交。

（二）

1．调匀呼吸，气运丹田（丹田，又名石门穴，位于脐下二寸，见附图）；

2．意想丹田之气由小腹内下行至前后二阴之间（会阴穴：位于肛门与前阴连线的中点）；

3．由尾骨尖端出来（长强穴：位于尾骨尖端与肛门之间的中点），沿着督脉循行路线上行；

4．向上进入骶管裂孔处（腰俞穴；第四骶椎下，骶管裂孔正中）；

5．继续上行至第二腰椎（命门穴：位于第二腰椎脊突下）；

6．沿着脊柱内上行至第七胸椎（至阳穴：位于第七胸椎脊突下）；

7. 向上至项下高骨处（大椎穴：位于第七颈椎与第一胸椎脊突之间）；
8. 上行至项后（风府穴：位于后发际正中直上1寸）；
9. 再向上至颠顶（百会穴；位于两耳尖连线的中点），与任脉交会，调匀呼吸，意守丹田收功。

（三）重复第（一）小节
（四）重复第（二）小节

练功功效：任脉和督脉属于奇经八脉，二脉皆起于小腹内。任脉行于腹面正中线，其脉多次与手足三阴经及阴维脉交会，能总任一身之阴，故又称"阴脉之海"。任又与"妊"意义相通，其脉在女子起于胞宫中（女子胞），与女子妊娠有关，故称"任主胞胎"。督，有总督、统帅的意思。督脉行于背部正中，其脉多次与手足三阳经及阳维脉交会，能总督一身之阳经，故又称为"阳脉之海"。督脉行于脊柱内，上入于脑，并从脊里分出属肾，故与脑、脊髓和肾有密切联系。任脉主一身之阴，督脉之一身之阳，气为阳、血为阴，任督二脉相互贯通，则肌体气血调和，阴阳平衡。《黄帝内经·素问·生气通天论》说道："阴平阳秘，精神乃治。阴阳离决，精神乃绝。"任督贯通，阴气平和，阳气固秘，阴阳气血保持相对平衡，则身体健康。阴生精，阳化神，正如《黄帝内经·素问·上古天真论》所言："恬淡虚无，真气从之，精神内守，病从安来？"

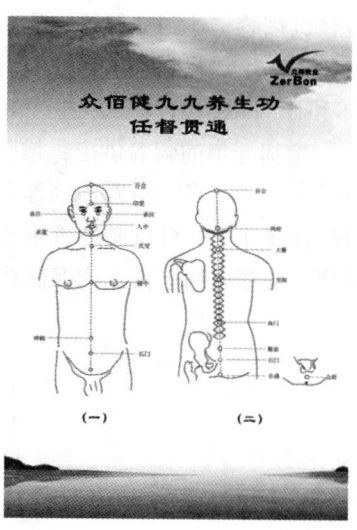

第三节　叩齿吞津

练功大纲：益肾固齿，生津养阴。

练功方法：本功法最佳练功时间为早晨起床前和晚上入睡前。叩齿吞津功由叩齿和吞津两部分组成，分为九个小节，每节九拍，共八十一拍。要求练功者静卧，气运丹田，调匀呼吸，屏除杂念，双目微闭，舌尖轻轻抵于上腭。

（一）叩齿：八个小节，每节九拍，共七十二拍。

两唇轻合，上下牙齿相互叩击，铿然有声，叩齿力度要自然适度，随着节拍，连续叩齿七十二次，自觉舌下生出津液，热气上冲于脑为宜，如无此感觉，则叩齿数应加倍。

（二）吞津：一个小节，共九拍。每三拍为一个吞津过程，随着意念，分三次将口中津液徐徐咽下，意送丹田，吞进节拍是：1咽喉、2胸、3丹田；4咽喉、5胸、6丹田；7咽喉、8胸、9丹田。最后调匀呼吸，意守丹田收功。

练功功效：叩齿吞津是中国古代的养生方法。经常练功能够固齿益肾，滋养内脏，减轻饥饿感，达到强健体魄的功效。叩齿吞津是道家"辟谷修仙"的重要功法。现代医学认为，叩齿吞津可增加牙齿的自洁作用，兴奋牙体和牙周组织的神经、血管和细胞，促进牙体和牙周组织的血液循环，增加牙齿的营养供应，增强牙体本身的抗病能力，强壮牙齿，减少龋齿、牙周炎、口腔溃疡等牙病的发生。练功实践证明，经常练习叩齿吞津功法，可以减轻饥饿感，改善脾胃功能，有效预防和调节消渴症，是糖尿病人首选的保健功法。

第四节　转目养睛

练功大纲：益睛养神，明目退翳。

练功方法：本功法分为四个小节，每节九拍，共三十六拍。练功时气运丹田，呼吸自然调匀，双目微闭，意念集中在双眼，运转角度为360度。

（一）随着节拍，双眼由左向右，顺时针运转九周；

（二）随着节拍，双眼由右向左，逆时针运转九周；

（三）随着节拍，双眼由上向下，顺时针运转九周；

（四）随着节拍，双眼由下向上，逆时针运转九周。

最后眼睛缓缓睁开，意守丹田收工。

练功功效：《黄帝内经·灵枢·大惑论》说："五脏六腑之精气，皆上注于目而为之精。……目者，五脏六腑之精也。"中医把眼与脏腑的关系总结为"五轮学说"，将眼睛由外至内分为胞睑、两眦、白睛、黑睛、瞳神五部分，分别对应脾、心、肺、肝、肾五脏，命名为肉轮、血轮、气轮、风轮、水轮。目乃先天之精所化又为后天之精所养，转目养睛功可以发挥机体的潜能，和调五脏六腑，使精气上注于目，眼睛得以充分濡养，改善眼部的血液循环，缓解视觉疲劳，恢复视力。本功法对于肝血不足、肝火上炎所致的两目干涩、视物不清和夜盲、目赤痒痛、目赤生翳有良好的改善作用，对高血压导致的头目眩晕、口眼歪斜以及糖尿病眼病，亦有改善和调节作用。

第五节　天鼓常鸣

练功大纲：提神健脑，聪耳开窍。

练功方法：本功法分为四个小节，每节九拍，共三十六拍。

练功者静卧，气运丹田，呼吸自然调匀，排除杂念，双目微闭。将双手掌对搓，使掌心发热为宜。双手掌心分别掩紧两耳，头微倾起，双手四指并扰紧贴于枕骨部，食指叠在中指上，随着节拍，双手食指着力下滑弹击枕骨，使枕骨发出鼓鸣的声音，连续弹击三十六次。最后意守丹田，调匀呼吸，收功。

练功功效：《黄帝内经·素问·脉要精微论》说："头者，精明之府。"头为诸阳之汇，是人体的主宰器官，人的大脑、五官皆位于头部，脑居颅内，由髓汇集而成。《黄帝内经·灵枢·海论》说："脑为髓之海。髓海不足，则脑转耳鸣，脑转则引目系急，目系急则目眩以转矣。"中医认为，骨主骨、生髓、通于脑、肾开窍于耳，肾气足则听觉灵，精力充沛。耳通于脑，肾虚则髓海不足，脑转耳鸣。天鼓常鸣功法，具有提神健脑、聪耳开窍的作用，对头晕、耳鸣、失眠、健忘有改善和调节的作用。现代医学认为，鸣天鼓能够活化脑细胞，增强脑功能，可以改善听觉神经功能，促进耳部和大脑的血液循环，预防和改善耳聋、耳鸣症状，对高血压所致的头痛、老年痴呆症有调节和缓解的作用。

第六节　收腹提肛

练功大纲：通调二便，益寿延年。

练功方法：本功法分为四个小节，每节九拍，共三十六拍。

练功者静卧，气运丹田，呼吸自然调匀，全身放松。意念集中于会阴部（会阴穴：男性在阴囊根部与肛门的中间，女性在大阴唇后联合与肛门的中间），采用逆腹式呼吸法（吸气时，膈肌上升，腹部内收；呼气时，膈肌下降，腹部外凸隆起）。随着节拍，吸气时同时做收腹、提肛动作，肛门紧闭，往上收缩，小腹和腹部同时向内收缩；呼气时，腹部和肛门慢慢放松。练功时要先吸气，后呼气，呼吸动作要缓和，切忌紧吸气、快出气。动作要领是：

（一）123456789，收放收放收收放收；

（二）223456789，放收放收放收放收放；

（三）、（四）重复（一）、（二）

练功功效：肛门，又称魄门、后阴，是消化道的最末端，具有排泄粪便和控制粪便的功能。人到中老年，身体的各种机能开始退化、老化和松弛，新陈代谢功能减退，易罹患便秘、痔疮、瘘疮、结肠炎、直肠癌等下消化道疾病，另外，随着年龄的增大，活动减少，使腹肌皮下脂肪堆积，造成"将军肚"。以上病症发病率高，迁延难愈，严重影响中老年人的身体健康。收腹提肛功法能够改善机体内环境，增强消化机能，促进新陈代谢、通大便、利小便，预防和改善便秘、痔疮、脱肛和肠道肿瘤，防治肥胖，防治前列腺疾病，增强性功能、改善睡眠，达到强身健体、调和二便、延年益寿的良好功效。据历史记载，乾隆皇帝（1711年—1799年）长期练习收腹提肛功，活到88岁，成为中国历史上最长寿的皇帝。

第七节　运转丹田

练功大纲：调畅气机，和调脏腑。

练功方法：本节功法分为两个小节，每节九拍，共十八拍。

练功时气运丹田，呼吸自然调匀，以脐部为中心，运动意念和腹肌力量，使丹田之气在腹腔内运转360度。

1. 随着节拍，丹田之气由下而上，顺时针运转九周；
2. 随着节拍，丹田之气由上而下，逆时针运转九周。

最后，意守丹田，调匀呼吸，缓缓收功。

练功功效：丹田原是道教内丹派修炼精气神的术语，现在已被各派气功广为引用。古人认为丹田为人体精、气、神的源泉，故称丹田为"生命之根本"。中医学中丹田为任脉中石门穴的别称，气功中把位于脐下小腹部的阴交、气海、石门、关元四个经穴统称为丹田。练功时要求意守丹田，所谓意守丹田，是在精神作用的指挥下，有意识的诱导思想专注于丹田（小腹部，石门穴周围），进行呼吸吐纳，使精神集中，呼吸自然放松，心平气和，呼吸节奏缓和均匀，意气合一。意守丹田的重点是精神集中，心无杂念，呼吸自然，思想与行为统一协调。意守丹田的部位不仅仅是局限于一个穴位点，应该是以穴位（石门穴）为中心的一定范围（小腹部）内。另外，尚有上丹田、中丹田、下丹田的说法。《东医宝鉴》曰："脑为髓海，上丹田；心为绛火，中丹田；脐下三寸为下丹田。下丹田，藏精之府也。"另有一说上丹田在头顶百会穴，中丹田在胸中膻中穴；下丹田在脐下小腹部。还有丹田在脐中神阙穴，或说丹田在足心涌泉穴者。说法不一，各有道理，仅作参考，不必拘泥，权作了结即可。

众佰健九九养生功所说的丹田，是指小腹部呼吸起伏处，包括脐下阴交、气海、石门、关元等穴位及其周围区域。运转丹田法，能够开发和运行丹田之气，调畅气机，调整和改善脏腑功能，促进消化吸收和新陈代谢机能，对于消化不良、便秘、胃肠炎、腹痛、腹泻有改善和调节作用,对于泌尿生殖系统疾病,如前列腺炎、遗精、阳痿、月经不调、不孕不育症,也有一定的改善作用。

第八节 心肾交泰

练功大纲：强心益肾，壮骨养筋。

练功方法：本功法分为六个小节，每小节九拍，共五十四拍。

练功时全身放松，呼吸自然调匀，气运丹田，随着节拍，运动意念。

（一）

1. 丹田之气上运胸中，随着意念，进入心脏；
2. 由心脏分出，分别进入两侧腋下（极泉穴：在腋窝正中，见附图）；
3. 沿着双上肢内侧向下，经过肘中（少海穴：曲肘，在肘横纹内端凹陷处）；
4. 继续向下，进入后掌内，到达小指内侧端（少冲穴：位于小指内侧靠近食指侧，指甲角旁约0.1寸）；
5. 由小指外侧端（少泽穴：位于小指外侧指甲角旁约0.1寸），向上沿着双手背上行，至上肢外侧后缘，经过肘部（小海穴：曲肘，位于尺骨鹰嘴与肱骨内上髁之间凹陷中）；
6. 继续上行经过肩关节；
7. 向内向上，会合于颈下高骨处（大椎穴：位于第七颈椎脊突下）；
8. 由大椎穴分开，向前分别进入肩前锁骨上窝缺盆部（缺盆穴：位于锁骨上窝中央）；
9. 沿着颈部上行经过双侧面颊，到达目内眦（睛明穴：位于目内眦旁0.1寸）；

（二）

1. 由双目内眦上行，经过额部；
2. 继续上行至头皮内，左右交会于颠顶（百会穴：位于两耳间连线的中点），进入脑中；
3. 由百会分开，经过双侧大脑，向下至颈部两侧（风池穴：位于颈后枕骨下两侧凹陷中）；

4．继续下行至肩胛骨内侧（附分穴：位于第二胸椎脊突下，旁开三寸）；

5．向下沿着脊柱两旁，经过肾脏，到达髋关节（环跳穴：位于股骨大转子高点与骶管裂孔连线的外1/3与内2/3交界处）；

6．继续下行，沿大腿后侧至腘窝（委中穴：位于腘横纹中央）；

7．再向下经过小腿肚直下（承山穴：位于腓肠肌两肌腹之间"人"字形凹陷中；

8．向下行至至足外髁骨后侧（昆仑穴：位于外髁高点与跟腱之间的凹陷中）；

9．向前沿足背外缘到足小趾外侧端（至阴穴：位于足小趾外侧趾甲角旁约0.1寸）。

（三）

1．由足小趾向下斜行到脚心（涌泉穴：位于足底前1/3处，足趾跖屈时呈凹陷处）；

2．向后向上进入脚跟部；

3．向上沿着小腿内侧后缘上行（三阴交：位于内髁高点上三寸，胫骨内侧面后缘）；

4．向上进入腘窝内侧（阴谷穴：屈膝，位于腘窝横纹内侧端，半腱肌腱与半膜肌腱之间凹陷处）；

5．继续上行，沿股内侧后缘至尾骨下（长强穴：位于尾骨尖端与肛门之间的中点）；

6．向上沿着尾骨，进入脊柱内，到达腰部；

7．由腰脊分开，左右分别进入两侧肾脏；

8．由双肾上行，穿过肝脏和膈肌；

9．继续上行，随着意念，进入心脏。

最后调匀呼吸，意守丹田收功。

（四）重复第（一）小节

（五）重复第（二）小节

（六）重复第（三）小节

练功功效： 心在五行属火，位居于上而属于阳；肾在五行中属水，位居于下而属于阴。从阴阳、水火的升降理论来说，位于下者，以上升为顺；位于上者，以下降为和。《黄帝内经·素问·六微旨大论》曰："升已而降，降者为天；降已而升，升者为地。天气下降，气流于地，地气上升，气腾于天"，即是从宇宙的范围来说明阴阳、水火的升降。所以，中医理论认为，心火必须下降于肾，肾水必须上济于心。这样，心肾之间的生理功能才能协调，而称为"心肾相交"，也即是"水火既济"。反之，若心火不能下降于肾而独亢，肾水不能上济于心而凝聚，那么心肾之间的生理功能就会失去协调，而出现一系列的病理表现，即称为"心肾不交"，也就是"水火失济"。例如：在临床上出现的以失眠为主症的心悸、怔忡、心颤、头晕耳鸣、腰膝酸软、或见男子梦遗，女子梦交、性功能减退、早衰等症，皆属于"心肾不交"。通过练习心肾交泰功法，能够平衡阴阳，益肾强心，改善睡眠，提高机体免疫功能，从而延缓衰老，预防心脑血管疾病。另外，"心肾交泰"功法，对于关节性疾病的恢复和慢性虚损性疾病的调养，亦能起到良好的改善作用。

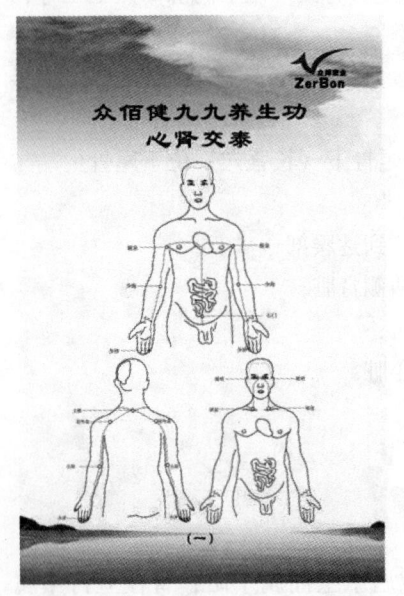

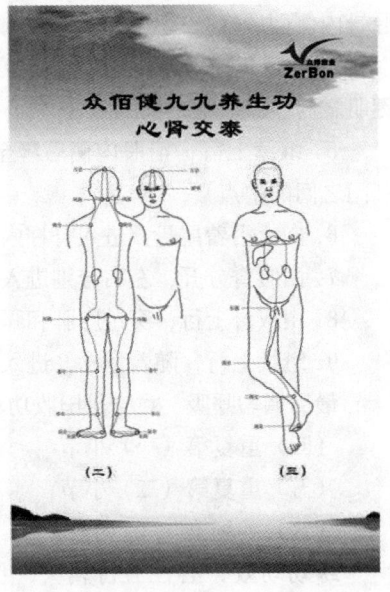

第九节　收功式　回归自然

练功大纲： 天人合一，返璞归真。

练功方法： 本功法分为四个小节，每小节九拍，共三十六拍。

练功时静卧，排除杂念，呼吸自然调匀、意想天高地广，天地之气和丹田之气汇集，贯注全身，天地人合为一体；地球的磁场、众佰健生态能量养生床垫的生态能量场和人体内的生物磁场汇集全身；气场和磁场汇合成为真气，伴随节拍，从头到脚，自上而下在身体内传导：由1头、2颈、3胸和上肢、4腹部至5前阴、6后阴、7大腿、8小腿、9双脚。连续运功四次，最后调匀呼吸，真气汇入丹田，意守丹田收功。

练功功效： 本功法是众佰健九九养生功的收功法。《黄帝内经·灵枢·岁露》曰："人与天地相参也，与日月相应也"，《黄帝内经·素问·上古天真论》曰："恬淡虚无，真气从之，精神内守，病从安来？"中医学认为，人和天地是一个相互依存的统一整体，所谓"人身小天地"。众佰健九九养生功的练法则是：天人合一，平衡阴阳，回归自然，返璞归真。本节回归自然功法，将天地自然之气和人体丹田之气汇聚之"气场"，与地球磁场、生态能量养生床垫的生态能量场和人体生物磁场汇集之"磁场"有机结合，融会贯通，是众佰健九九养生功的真谛所在。本功法产生真气，集全套功法之大成，为机体补充能量，强化机体内环境，增强机体免疫力，确能达到强身健体，颐养天年的练功效果。正如《黄帝内经·素问·遗篇·刺法论》所言："正气存内，邪不可干。"

跋 文

圣贤启示录

拙作《生态能量养生——从容养生法》写完了。因为我的水平实在有限，书写得不好，我心知肚明，名之曰拙作，实在是理所当然的。既然成书，理当有序文和跋文，让书作更加完美。我钟爱圣贤文化，在研发生态能量养生产品和编写本书的同时，修习圣贤文化，写就了《弟子规心悟》、《心经心悟》等，粗谙圣贤之道，感悟颇深。我把对于圣贤文化的理解记录下来，名之"圣贤启示录"。《生态能量养生——从容养生法》付梓之际，"圣贤启示录"亦收笔了，二者是名符其实的"姊妹篇"，品味之余，爱屋及乌，就把"圣贤启示录"作为《生态能量养生——从容养生法》的跋文了。

《圣贤启示录》是我学习圣贤文化的心得体会，虽然难免粗浅，却是我的真情实感。今用心斟酌，奉与读者，聊补"能量"之不足。但又难免遗笑大方，惟望同道们批评和帮助，教我惭愧，催我自新，不亦悦乎！

仁 德

《论语·学而篇》："有子曰：其为人也孝弟，而好犯上者，鲜矣；不好犯上，而好作乱者，未之有也。君子务本，本立而道生。孝弟也者，其为仁之本欤！"关于"君子务本，本立而道生"，宋朝理学家朱熹认为：君子凡事专用力于根本，根本既立，则其道自生。所谓"孝弟"，就是"为仁之本"，君子着力于此，根本确立，那么仁道就此而生了。

笔者对于"君子务本"这段圣贤经典的理解是："孝弟"是仁德

的根本，有德行的人致力于"孝弟"这一根本，根本确立了，修齐治平的法则和方向就产生了。为人处世，孝悌是本，其他都是末。行有不得，反求诸己，不要怨天尤人，不要抱怨和责备别人，要在自己身上找原因。要改变自己，不要改变别人。本末倒置，或者舍本求末，就失去了做人之道。克己复礼，克己致福。克己当从起心动念做起，正心，正觉，正念，正行。先身行而后思克己，为时晚矣。大人有大量，大量成大器，成君子；小人有小量，小量难成器，非君子。

《论语·宪问》："君子之道者三，我无能焉。仁者不忧、知者不惑、勇者不惧。"孔子将"智仁勇"称为"三达德"，所谓君子就是有德行的人。《论语·子路》篇载："樊迟问仁。子曰：'居处恭，执事敬，与人忠。虽之夷狄，不可弃也。'"孔子将"智仁勇"称为"三达德"，又将"仁义礼"组成一个系统，曰："仁者人也，亲亲为大；义者宜也，尊贤为大；亲亲之杀，尊贤之等，礼所生焉。"（《中庸》）仁以爱人为核心，义以尊贤为核心，礼就是对仁和义的具体规定。"仁义礼智信"为儒家"五常"，孔子提出"仁、义、礼"，孟子延伸为"仁、义、礼、智"，董仲舒扩充为"仁、义、礼、智、信"，后称"五常"。这"五常"贯穿于中华伦理的发展中，成为中国价值体系中的最核心因素。儒家把"仁"作为五常之首，可见其为重中之重。然而"孝弟也者，其为仁之本欤！"，可见"孝弟"是"仁"的本质，是儒教文化的核心价值观。

无知者为痴；自以为是，不遵道法者为痴；妄想妄行者为痴；不行孝道，不学圣贤者为痴；知错不改者为痴；执迷不悟者为痴。《佛说十善业道经》告诫众生：远离杀生、偷盗、邪行、妄语、两舌、恶口、绮语、贪欲、嗔恚、邪见。《太上感应篇》开明宗义：祸福无门，惟人自召；善恶之报，如影随形。务要积德，务要包荒，务要和爱，务要惜精神。从前种种，譬如昨日死；从后种种，譬如今日生。此义理再生之身。务要日日知非，日日改过；一日不知非，即一日安于自是；一日无过可改，即一日无步可进；天下聪明俊秀不少，所以德不加修，业不加广者，只为因循二字，耽搁一生。不惟是也，一息尚存，弥天之恶，犹可悔改；古人有一生作恶，临死悔悟发一善念，遂得善终者。谓一念猛厉，足以涤以百年之恶也。譬如千年幽谷，一灯才照，则千年之念俱除。

孔夫子论为仁，亦曰"先难"。收敛才智，若无若虚，君子所以异于人者，以其存心也。君子所存之心，只有爱人敬人之心。爱众人，即是爱圣贤，能通众人之志，即是通圣贤之志。一时劝人以口，百世劝人以书。在家则孝，在外则和。受侮不答，闻谤不辨，平怀顺受，君子之德也。

善　恶

恶念感召恶运，善念感召善运。心存恶念，旧恶未尽又生新恶，旧祸不尽又生新祸。除恶务尽，恶不尽则祸不能止，一恶生则一祸生。恶生恶，恶念恶行，祸之根也；善育善，善念善行，善之本也。人之初，性本善，我本善良；不亲仁，无限害，祸不单行。涤心割念，方知善恶之根本；愕然回首，觉照祸福皆己造。断恶修善，重新做人。妄想，执着，分别，是情执，是烦恼，离妄想，看破，放下，就是极乐。戒、定、慧为佛家之三学，即持戒，禅定与智慧。身三业，杀生，偷盗，邪淫；口四业，妄语，绮语，恶口，两舌；意三业，贪嗔痴，即贪欲，嗔恚，愚痴。不力行，但学文，长浮华，成何人！不断恶念，如饮鸩止渴，病入膏肓；一心向善，若久旱甘霖，起死回生。恶念，祸己祸亲，害家害人；善行，福我福母，兴家兴业。痛彻心扉，惊醒噩梦；洗心革面，重新做人。昔日恶念恶行，戕我骨肉，毁我家业，犹不知耻；今者善智善德，怡我亲心，养我前程，且当修行。正心，正觉，正念，正行皆为善，一念不正便是恶。为人当无愧神灵，无愧君亲，无愧子孙。

知羞耻则明善恶，明善恶则修德行，修德行则趋吉避凶，格祸至福。看的破，放得下，乃入圣道之门。但行好事，莫问前程。命由己造，福自己求。行有不得，反求诸己。谋事不成是自己德行不及，学问不及，能力不及，努力不及。何须怨天尤人？空就是无，无就是有。无产阶级，拥有天下。助人为乐，助人是善，以助人为乐，是大善，养此德行，难能可贵。最可怕的是，对于自己的恶言恶行，恶念恶果，麻木不仁，不以为耻反以为荣。

涤心割念，断恶修善；痛改前非，重新做人。培养德行，方能避免祸端；修德积善，庶乎近圣近贤。一日不知非，一日不断恶，一日祸不止；一日省我非，一日断我恶，一日积我福。凡起心动念之际，先辨善恶，善者力行之，恶者必断之！头上三尺有神明，腹中方寸是良心。善恶皆由神明定，福祸悉自良心造。人有旦夕福祸，因在朝暮善恶；月有阴晴圆缺，德报风雨畅和。知耻近乎勇，无欲心自刚。

圣贤之道，于修心，则真诚，清净，平等，正觉，慈悲；于行持，则看破，放下，自在，随缘，念佛。圣贤之道是真实的修菩萨道，看破是真学问，放下是真功夫，修行是大智慧。内息妄念，外息攀缘，一切放下，静心念佛，证得无量，往生净土。善不积，不足以成名，恶不积，不足以灭身。一念不正即为恶，不待犯也；一念恻隐即为善，非必行者。为善，志在国家，虽小而大，苟在一身，虽多亦少。

祸 福

凡是为善而人知之，则为阳善；为善而人不知，则为阴德。阴德，天报之；阳善，享世名。世之享盛名而实不符者，多有奇祸；人之无过咎而被恶名者，子孙往往骤发。善不积，不足以成名；恶不积，不足以灭身。善念、善言、善行皆是善，恶念、恶言、恶行皆为恶。勿以善小而不为，勿以恶小而为之。志在天下国家，则善虽少而大；心系一身一家，则善虽多亦少。隐恶扬善，抑恶从善，背恶向善。善欲人知便是不善，恶恐人知便是大恶。福有福始，祸有祸先，此心果谦，天必相之。善有善因，恶有恶果，但行好事，顺时应天。造命者天，立命者我。力行善事，广积阴德，何福不可求哉？善事阴功，皆由心造，长存此心，功德无量。修合无人见，存心有天知。举头三尺，皆有神明，趋吉避凶，断然由我。天地鬼神，时时怜惜于我，则有受福之基。

谦 和

古语云：有志于功名者，必得功名；有志于富贵者，必得富贵。人之有志，如树之有根，立定此志，须念念谦虚，尘尘方便，自然感动天地，而造福于我。操持是德行，操守是得，放纵是失。谦受益，满招损。唯谦受福,唯满是祸。受侮不答,闻谤不辩,荣辱不惊,喜怒不形于色,不喜议人短长,乃大富大贵之人,天地相之,鬼神佑之。虚己而敛容,平怀以顺受。人贵气虚意下,文贵心平气和。心平气和,皆成文章。谦光逼人,折节自持,虚心屈己,方能善日加修,德日加厚。

《易经·谦卦》上说:天道亏盈而益谦,地道变盈而流谦,鬼神害盈而福谦。是故谦之一卦,六爻皆吉。气盈者,必非远器;志谦者,必有大成。稍有见识之士,必不忍自狭其量,而自拒其福也。况谦则受教有地,取善无穷,尤修业者所必不可少者也。当代圣贤毛泽东说过:"虚心使人进步,骄傲使人落后。学习的敌人,是自己的满足。"圣贤之言,句句是真理。践行之,则如日月辉映,功德无量;毁逆之,则似盲人瞎马,苦海无边。学如逆水行舟,不进则退;心似平原奔马,易放难收。书山有路勤为径,学海无涯苦作舟。宝剑锋从磨砺出,梅花香自苦寒来。但取心中正,不怕眼下迟。

上天有好生之德,杀生害命,罪莫大焉。上帝好生,物皆恋命,杀彼养己,岂能自安?又思血气之属,皆含灵知,皆我一体。纵不能恭修至德,使之尊我亲我,岂可日戕物命,使之憾我于无穷也?一思致及,此将有对食丧心,不能下咽也。人有不及,情所宜矜;悖理相干,于我何与?收敛才智,若无若虚,君子所以异于人者,以其存心也。君子所存之心,只有爱人敬人之心。爱众人,即是爱圣贤,能通众人之志,即是通圣贤之志。一时劝人以口,百世劝人以书。在家则孝,在外则和。《大学》上说:所恶于上,毋以使下;所恶于下,毋以事上。所恶于前,毋以先后;所恶于后,毋以从前。所恶于右,毋以交乎左;所恶与左,毋以交乎右。此之谓絜矩之道。絜矩之道,就是中和之道,和谐之道。《中庸》上说:"君子之道,辟如行远,必自迩;辟如登高,必自卑。"

知 非

《了凡四训》说:"务要日日知非,日日改过。一日不知非,即一日安于自是;一日不改过,则一日寸步无进。"善欲人知便是不善,恶恐人知便是大恶。知耻近乎勇,无耻者无德。改过有三心:耻心,畏心，勇心，智、仁、勇乃三达德。积善之家，必有余庆，积不善之家，必有余殃。福善祸淫——杀盗淫妄，必遭灾祸；断恶修善，必得福祉。

涤心割念，断恶修善；痛改前非，重新做人。培养德行，方能避免祸端；修德积善，自然近圣近贤。一日不知非，一日不断恶，一日祸不止；一日省我非，一日断我恶，一日积我福。凡起心动念之际，先辨善恶，善者力行之，恶者必断之！头上三尺有神明，腹中方寸是良心。善恶皆由神明定，福祸悉自良心造。人有旦夕福祸，因在朝暮善恶；月有阴晴缺圆，德报风雨畅和。知耻近乎勇，无欲心自刚。一念不正即为恶，不待犯也；一念恻隐即为善，非必行者。为善，志在国家，虽小而大，苟在一身，虽多亦少。物华天宝，人杰地灵。为天地立心，为生民立命，为往圣继绝学，为万世开太平。

诚 明

圣贤之道，唯诚与明。做圣不难，在于自明其明德。欲明其明德，须从格物致知做起。由格物而致知，由致知而克明明德。诚明一致，即凡成圣也。由格物而致知，由致知而诚意，由诚意而正心，由正心而修身齐家治国平天下。格物致知，格物就是格除、格断、格杀，格断物欲；致知就是觉照，以达到智慧现前。格物就是放下，致知就是看破。色即是空，物即是色。色就是色欲，包括物欲、色欲、私欲、利欲、名欲、妄想、执着、分别。颜子垂四勿：非礼勿视，非礼勿听，非礼勿言，非礼勿动。曾子明三省：吾日三省吾身。为人谋而不忠乎？有朋友交而不信乎？传不习乎？

诚者，诚心、正心、善心、亲善、仁爱、大成；明者，明天理、知进退，大智慧，无私无畏。大成则至圣，明德乃为贤。"尽其心者，知其性也；知其性，则知天矣"（《孟子·尽心》）。"唯天下至诚，为能尽其性。能尽其性则能尽人之性；能尽人之性，则能尽物之性；能尽物之性，则可以赞天地之化育；可以赞天地之化育，则可以与天地参矣"（《中庸》）。修习圣贤文化，须怀敬畏心、耻辱心，诚惶诚恐，战战兢兢，如临深渊，如履薄冰。心诚则灵，多思则明。勿自暴，勿自弃，圣与贤，可训至。

道法自然

老子在《道德经》第二十五章中说:"人法地,地法天,天法道,道法自然。"什么是"道"?孔子在《易传·系辞》中作了精辟的解答:"一阴一阳为之道"。道家学派的创始人老子认为:"道生一,一生二,二生三,三生万物。万物负阴而抱阳"。宇宙万物皆由"道"造化创生而来的。人受制于地,地受制于天,天受制于规则,规则受制于自然规律和宇宙规律。"道法自然"是《道德经》的核心思想,也是古代养生文化的思想渊源。"道"是创生宇宙万物的总根源,是宇宙万物得以生存与繁衍的法则,"天道即人道";"法"是效法、遵守法则的意思;"自然",有两个方面的涵义,一方面是宇宙,是自然规律,一方面是自然而然的自然,即"无状之状"、"为而不争"的状态。道法自然即效法或遵循自然,也就是说万事万物的运行法则,都是遵守自然规律的。最能表达"道"就是自然规律,包括自然之道,社会之道,人为之道,养生之道。

自然,是天理,是法则,是方法,是规矩。顺其自然,不是听天由命,消极地等待天上掉馅饼,顺其自然,是事物发展过程中反常阶段的处理方法,如果以"顺其自然"为借口,不思进取,任其泛滥,结果只有一个,那就是失败。

《孟子·离娄上》:"不以规矩,不能成方圆。"天生我材必有用,人生天地间,应当遵循自然规律,按照自然规律办事,不违背天理人伦,与时俱进,努力进取,成就完美的人生,无愧于自己,无愧于父母,无愧于子女,无愧于社会。

上善若水

上善若水,出自老子的《道德经》第八章:"上善若水。水善利万物而不争,处众人之所恶,故几于道。居善地,心善渊,与善仁,言善信,政善治,事善能,动善时。夫唯不争,故无尤。"笔者粗见,这段经文蕴涵了两个方面的哲理:以水明道和善为君道。

以水明道:上善若水。水善利万物而不争,处众人之所恶,故几于道。上,至高,至上,至大;善,恩德,美好。至高至大的善行就像水一样。水的善行让万事万物得到好处,不计得失。人往高处走,水往低处流。水甘居于被人们厌弃的低劣环境,无怨无悔,与世无争,所以水接近于道。

善为君道:居善地,心善渊,与善仁,言善信,政善治,事善能,动善时。夫唯不争,故无尤。君子之道应该是:择善地而居,具备像渊泉止水一样沉静和镇定的善心,亲近善良的人,言谈善良守信,为政以善治政,做事以善为本,尽职尽能,举动善于顺应天时。君子不计利害,不计得失,所以没有过失和怨恨。

品读"上善若水",笔者颇有感悟。何谓道?道是文化,道是德行,道是法则,道是伦理。为人之道,贵在有容,有恒,不争,从善。

有容:水,是万物生命之源,是万物生存的活力。水能包容和适应任何环境,水有滋养万物的至善至德,万物皆得益于水而化生。懂得"泰山不让土壤,故能成其大;河海不择细流,故能就其深。(秦·李斯《谏逐客书》)";方能达到如同"海内存知己,天涯若比邻(唐·王勃《送杜少府之任蜀州》)"一般,道法自然,美轮美奂的超凡境界。海纳百川,有容乃大。做人要像水一样虚怀若谷,包容万物,从善如流,随遇而安,事业就会如鱼得水,左右逢源,无往而不胜。

有恒:水的至柔成就了水的至善。水是世界上最柔的物资,持之以恒是水的秉性。涓涓溪流,冲破艰难险阻,勇往直前,奔流到海;点滴水珠,经过孜孜不倦、坚持不懈的努力,穿石凿岩。做事要像水一样不畏艰险,勇往直前,持之以恒,方能以柔克刚,以弱胜强,厚积而薄发。

不争:水滋养万物,万物尽皆得益于水的恩惠,水悄无声息,默默奉献,没有抱怨,不与万物争高低,这就是水的不争。不争是一种谦德,与世无争,甘居下位,避高趋下,谦卑逊然。水性柔顺而往下,水往低处流,意味着水的深沉低调。不争是大智慧,大德行。不争则无欲,无欲则无私,无私则无畏,无畏则成就大业。谦卑之道,乃君子之道。正如《中庸》上说:"君子之道,辟如行远,必自迩;辟如登高,必自卑。"为人处事要像水一样顺时应天,随遇而安,能上能下,能高能低,能大能小,能放能收,能动能静,能方能圆,能清能浊，能有能无，方能荣辱不乱，与时俱进。

从善：人之初，性本善，善乃为人之本，君子之本，圣人之本。孔子在《论语·述而》中说："三人行，必有我师焉。择其善者而从之，其不善者而改之。"无论是起心动念、交友处世、言语行动，还是为官从政、齐家创业，都要以善为本，善始善终，真实不虚，处处与人为善，利有所不计，害有所不避，同甘分苦，初终一辙，方能修得正果，究竟涅槃。

道家先哲老子以水为善，以水为德。儒家圣人孔子以水为敦伦大德之象，蕴涵德、仁、义、智、勇、察、包、善、正、度、意等十一个方面，人情、伦理和修为，皆不外乎于水。《论语·雍也》篇，子曰："智者乐水，仁者乐山；智者动，仁者静；智者乐，仁者寿。"《四库全书·孔子集语》载："子曰：夫水者，启子比德焉。遍予而无私，似德；所及者生，似仁；其流卑下，句倨皆循其理，似义；浅者流行，深者不测，似智；其赴百仞之谷不疑，似勇；绵弱而微达，似察；受恶不让，似包；蒙不清以入，鲜洁以出，似善化；至量必平，似正；盈不求概，似度；其万折必东，似意。是以君子见大水必观焉尔也。"这是圣人对水最经典的阐释。前中共中央总书记胡耀邦曾经告诫全党："君子之交淡如水"，汉代名相诸葛亮在《诫子书》中用"淡泊以明志，宁静以致远"教诲后人，唐代诗人白居易则留下了"水能性淡为吾友，竹解心虚即我师"的美好诗篇。古圣先贤以水论道，善化世人，功德无量。"唐宋八大家"之首韩愈在《师说》中言道："闻道有先后，术业有专攻。"我虽不才，悟道迟钝，但我愿以水为师，修自身，养谦德，洗心革面，做善人，行善事，时时谦卑。日日知非，励精图治，无愧人生。

曹知非

2014年重阳节润笔于泰山之阳

本书主要参考文献

薛定谔.《生命是什么》.湖南科学技术出版社.

庞小峰.《生物电磁学》.国防工业出版社.

唐敖庆.《量子力学》.浙江大学出版社.

杨持.《生态学》.高等教育出版社.

（美）大卫J格里菲斯.《量子力学概论》（贾瑜、胡行、李玉晓译）.机械工业出版社.

颜威利、徐桂芝.《生物医学电磁场数值分析》.机械工业出版社.

（美）菲利普·纳尔逊.《生物物理学：能量、信息、生命》（黎明、戴陆如译）.上海科学技术出版社.

黎黍匀.《系统深层排毒》.世界知识出版社.

张长琳.《看不见的彩虹—人体的耗散结构》.浙江科学技术出版社.

《内经讲义》.上海科学技术出版社.

《中医基础理论》.上海科学技术出版社.

秦伯未.《内经知要浅解》.人民卫生出版社.

王玉玲.《生物电医学与中医》.学苑出版社.

宋涛、霍小林、吴石增.《生物电磁特性及其应用》.北京工业大学出版社.

周万松.《新编磁疗学》.科学出版社.

陈植、周万松、胡梅村.《磁疗法》.人民卫生出版社.

余晋岳.关于人体接触恒定磁场的安全标准的研讨.《中华物理医学杂志》.1987年第九卷第8期.

郭润霞.恒定磁场生物效应与暴露安全限量.《环境与健康杂志》.2003年1月第20卷第1期.

《电磁学》.清华大学出版社.